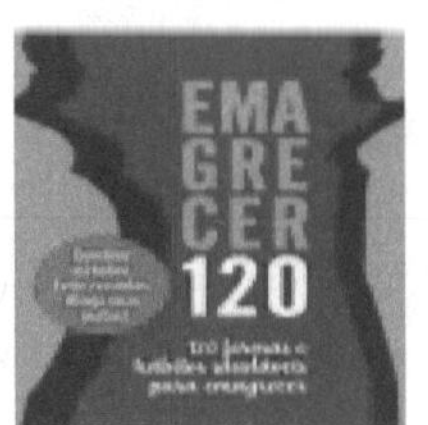

EMA
GRE
CER
120
120 jovens e
hábitos saudáveis
para emagrecer

AF392904

SAMARA SANTOS E LOPES SANTOS

EMAGRECER 120

120 formas e hábitos saudáveis para emagrecer

2019

EMAGRECER 120 - 120 FORMAS E HÁBITOS SAUDÁVEIS PARA EMAGRECER

Copyright 2019 (c) Samara Santos e Lopes Santos

Dados da Catalogação Internacional na Publicação (CIP)

SA237 Santos, Samara

Emagracer 120: 120 formas e hábitos saudáveis para emagrecer / Samara Santos. – 1. ed.

SA237 Santos, Lopes

Emagracer 120: 120 formas e hábitos saudáveis para emagrecer / Lopes Santos. – 1. ed.

São Paulo/SP: Edição do Autor, 2019.

2200Kb, ePub.

ISBN: 978-85-924316-2-4

1. Auto-Ajuda I. Título.

CDD 158.1

SUMÁRIO

1. INTRODUÇÃO

32.

10. Considerações finais

INTRODUÇÃO

Atualmente é grande o número de pessoas que está acima do peso. Porém, também é grande a quantidade de pessoas que deseja emagrecer. Esse movimento de perda de peso é resultado de mais informações sobre vida saudável que as pessoas vêm tendo acesso e de conscientização dessas pessoas para os perigos que uma alimentação errada pode trazer para a saúde e dos perigos que o excesso de peso pode causar.

O emagrecimento é um processo que não é difícil de seguir. É um momento da vida que requer não somente disciplina e força de vontade por parte de quem faz para seguir a dieta à risca e praticar atividades físicas regulares, mas também requer um bom acompanhamento profissional a fim de que a perda de peso realmente aconteça de forma eficaz.

Em meus 8 anos de experiência como nutricionista já vi vários casos de pessoas que gostariam de emagrecer. Uns realmente queriam perder peso e tinham força de vontade. Outros fingiam que queriam emagrecer, mas, mesmo assim, gastavam seu precioso dinheiro e tempo sabendo que não iriam seguir com o que lhes era proposto por mim como profissional.

Como profissional nutricionista que sou, sei o que dá certo e o que não dá certo para um emagrecimento satisfatório. O pilar principal é a alimentação saudável que passa a ser adotada como um hábito saudável de vida por meio de um processo de reeducação alimentar para substituir hábitos alimentares errados por hábitos saudáveis e adaptados para a perda de peso.

Podemos citar como exemplo de alimentação saudável voltada para o emagrecimento uma alimentação pobre em carboidratos e calorias e rica em alimentos fontes de fibras, além dos alimentos naturais em detrimento dos industrializados, já que os alimentos naturais são fontes de nutrientes dos quais os nosso organismo necessita para estar nutrido e manter-se em bom funcionamento.

Outro pilar principal para a perda de peso e que deve estar associado à alimentação saudável, apesar de não ser uma atribuição do nutricionista, mas sempre é recomendado por nós enquanto profissionais, é a prática da atividade física regular. A atividade física é uma prática que potencializa a perda de peso por estimular o gasto de energia e junto com uma alimentação saudável formam os dois pilares principais para que o processo de emagrecimento realmente dê resultados.

Seguindo esses dois pilares de maneira correta com orientação profissional, ou seja, com um profissional nutricionista e um profissional educador físico, os resultados são garantidos.

Apesar de existirem muitos profissionais nutricionistas, infelizmente ainda existem muitos com intenções erradas ou que não possuem embasamento de verdade sobre o que funciona ou não para a perda de peso. Por isso, conduzem o paciente no processo de emagrecimento sem grandes resultados, o que acaba frustrando as pessoas que procuram esses profissionais levando-os a desistirem de emagrecer.

Além disso, há aquelas pessoas que buscam emagrecer mas sem procurar um profissional nutricionista habilitado para isso e passam a fazer dietas por conta própria seguindo métodos que podem colocar em risco a sua saúde e o resultado final. Geralmente, essas pessoas buscam por informações em qualquer lugar sem um respaldo profissional ou até mesmo orientadas por pessoas que seguiram algum método de emagrecimento e que, de acordo com elas, deu resultado, sem saber se realmente esse método pode ou não interferir no estado de saúde e também no estado nutricional.

Emagrecimento saudável

O excesso de peso (sobrepeso e obesidade) já atinge mais da metade da população brasileira e mundial. Segundo o Ministério da Saúde, só no Brasil, já eram quase 54% de brasileiros acima do peso. Foi um crescimento de mais de 23% nos últimos 10 anos. Entre homens e mulheres, a taxa de sobrepeso é maior entre os homens com mais de 57% e entre as mulheres a porcentagem é de mais de 50%. O excesso de peso também avança com o aumento da idade e é mais prevalente à medida que a escolaridade vai diminuindo. No mundo todo, a quantidade de pessoas acima do peso já passa da casa do bilhão.

O excesso de peso, mais especificamente a obesidade, é definida como uma doença crônica não transmissível que está em uma curva ascendente e a tendência é crescer a cada ano se não houver a implantação de uma política de prevenção. Segundo a Organização Mundial da Saúde, a OMS, a obesidade é um dos maiores problemas de saúde pública do mundo e isso gera o aumento da morbimortalidade e também o aumento dos gastos públicos.

A forma mais simples e prática de você saber se está acima do peso é através do Índice de Massa Corporal, o IMC, cujo cálculo é feito dividindo o peso pela altura ao quadrado (IMC=Peso/AlturaxAltura). Se o resultado der acima de 25 kg/m2 significa que você está com sobrepeso e se der acima de 30 kg/m2 quer dizer que você já está na zona da obesidade. A faixa de IMC recomendada para que você esteja dentro de um peso adequado em relação à sua altura é de 18,5 kg/m2 a 24,9 kg/m2.

Um exemplo para esse cálculo seria o seguinte: se você pesa 55,0 kg e tem 1,60 m de altura, basta você dividir 55 por 1,60x1,60 que dá um resultado de 21,4 kg/m2. Esse resultado indica que você está dentro da faixa de IMC considerada normal.

Mas tenha em mente que não é bom que ninguém fique muito próximo do limite inferior e nem muito próximo do limite superior da faixa do IMC considerada normal. O ideal é ficar em uma faixa intermediária. De acordo com a Organização Mundial da Saúde, o recomendado é o IMC de 22,0 kg/m2 para homens e 21,0 kg/m2 para mulheres. Porém, esta é apenas uma recomendação e não uma regra, pois existem pessoas que se encontram um pouco abaixo ou um pouco acima desses valores e estão com a saúde em dia. A questão é ter um peso dentro do recomendado e se sentir bem não somente por causa da estética, mas principalmente por causa da saúde.

O excesso de peso é um problema não somente de saúde física, mas de saúde psicológica também. O ganho de peso pode estar relacionado com fatores genéticos, com alterações endócrinas e com problemas psicológicos como a ansiedade e a depressão. Além disso, os fatores externos atingem diretamente o aumento de peso como uma alimentação errada rica, principalmente, em carboidratos simples e refinados, além das calorias, e com a ausência de atividade física regular.

Juntamente com o excesso de peso, algumas condições e doenças podem estar associadas como, por exemplo, a hipertensão arterial, diabetes tipo 2, alteração do colesterol, doenças cardiovasculares, problemas psicológicos como a baixa autoestima e até a depressão, entre outras. Por isso, é necessário perder peso para evitar o aparecimento dessas e outras condições e doenças associadas com o excesso de peso.

Porém, apenas perder peso não é a meta mais adequada de se atingir. Perder peso não pode ser de qualquer jeito, por isso, é preciso emagrecer de forma saudável para que o corpo e a saúde não sofram prejuízos. Infelizmente, temos visto muitos métodos inadequados para a perda de peso que geram muitos impactos à saúde. Portanto, esses métodos definitivamente não são a forma mais saudável de emagrecer.

Com certeza, todos que sonham em emagrecer querem fazer isso da forma mais saudável possível, porém, muitos procuram por métodos que proporcionam uma perda de peso mais rápida e são justamente esses métodos os mais prejudiciais para a saúde. Uma parcela das pessoas que se encontra acima do peso acham difícil perder peso seguindo hábitos saudáveis por ser um caminho teoricamente mais demorado. Mas é importante lembrar que a perda de peso é algo que ocorre de forma progressiva e não ocorre de uma hora para outra.

Por isso, as formas corretas e saudáveis de emagrecimento podem ser um pouco mais devagar mas são garantias de resultados eficazes e é baseado nesse princípio que trouxemos ao longo deste e-book 120 formas de emagrecimento saudável através de estratégias que você pode adotar na sua dieta e no seu dia a dia.

Como vimos, infelizmente o que mais vemos hoje são dietas e técnicas de emagrecimento considerados não saudáveis. São técnicas que prejudicam o funcionamento normal do organismo ao privar de forma muito estrita o corpo de receber calorias e privar até a ingestão adequada de nutrientes. Isso pode deixar o corpo propício ao aparecimento de diversas condições e doenças, principalmente doenças decorrentes de deficiências nutricionais.

Por isso, afirmamos que é possível sim você perder peso seguindo hábitos totalmente saudáveis que incluem, principalmente, estratégias alimentares e a prática de atividade física regular e diária.

Através das estratégias alimentares específicas para um emagrecimento saudável, você poderá eliminar alimentos que influenciam muito no ganho de peso, fazer trocas alimentares inteligentes e priorizar alimentos e outras técnicas que estimulem mais a perda de peso, principalmente através da perda de gordura em vez da massa muscular. Quando seu corpo começa a perder peso através da gordura é sinal de que você está indo pelo caminho certo e terá excelentes resultados no final de todo o processo.

Em relação à atividade física, é imprescindível que você pratique se você realmente deseja emagrecer. Não somente atividades em academias ou ao ar livre ajudam, mas atividades domésticas diárias também contribuem para a queima de calorias.

É preciso, ainda, entender que a perda de peso ocorre de maneira diferente para cada pessoa. Atualmente, não são apenas as calorias que influenciam no peso. Elas fazem parte sim desse processo, pois nas estratégias de emagrecimento é preciso que a ingestão calórica alimentar seja menor do que o gasto calórico através de exercícios físicos e atividades do dia a dia que possibilitem o gasto de energia.

Porém, além da questão calórica, a perda de peso também está relacionada com a qualidade da alimentação, pois um grupo específico de alimentos, os carboidratos, estão diretamente ligados com o ganho de peso não saudável, ou seja, o ganho de peso através das gorduras (tecido adiposo).

Quando alimentos ou produtos alimentícios ricos em carboidratos, principalmente os simples ou refinados, são ingeridos com muita frequência, ou seja, quando são a base da sua alimentação, a tendência é que você comece a engordar.

Esse ganho de peso ocorre porque o carboidrato simples, como veremos ao longo deste e-book, quando são digeridos, são rapidamente absorvidos, o que provoca um aumento rápido da glicose sanguínea também. A partir daí, o hormônio insulina é rapidamente liberado em grandes quantidades para retirar a glicose do sangue e levá-las para as células para que estas a utilizem como fonte de energia. Outra parte dessa glicose é armazenada no fígado (glicogênio hepático) e no músculo (glicogênio muscular) que serve de reserva de energia quando o organismo não dispõe de glicose suficiente, que é a fonte de energia primária para o nosso organismo. Outra parte da glicose sanguínea também é armazenada no organismo como reserva de energia, porém, na forma de gordura (nos adipócitos do tecido adiposo) e é isso que faz com que haja aumento de peso na forma de gordura.

Esse consumo de carboidratos refinados acaba se tornando um ciclo vicioso que provoca não somente o aumento de peso, mas também, em longo prazo, várias doenças como dislipidemias (alterações dos níveis de colesterol e triglicerídeos), hipertensão arterial e, a principal delas, a diabetes tipo 2, além de outras condições e doenças.

Portanto, o peso excessivo deve ser combatido não somente por questões estéticas, mas, principalmente, por motivos de saúde a fim de evitar que seu corpo desenvolva doenças relacionadas com o excesso de peso (sobrepeso ou obesidade).

Por isso, como já dissemos, trouxemos neste e-book 120 formas de emagrecimento saudável que você pode seguir para ter excelentes resultados. O ideal é você realizar todas essas formas de emagrecimento em conjunto e não escolher uma ou algumas. Assim, as chances de garantia de emagrecimento são maiores.

Preparamos uma lista com as 120 maneiras diferentes de emagrecer. Algumas são mais óbvias, outras curiosas e tem aquelas que você vai tentar assim que ler. Está em busca de maneiras para perder peso? Confira nossa lista. Primeiro, vamos citar as 5 qualidades fundamentais para emagrecer, independente dos métodos que escolher. Sem essas qualidades, o efeito rebote ou o fracasso é certo.

5 Qualidades fundamentais para emagrecer

Nosso principal objetivo, é que VOCÊ tenha sucesso em atingir sua meta para emagrecer. Provavelmente já tentou vários métodos que não deram certo ou não durou muito. Também é possível que você tenha muitas amigas e conhecidas, que da mesma forma, tentaram muitos métodos para emagrecer sem muito sucesso ou que durou pouco tempo.

As estatísticas mostram que, 90% das pessoas que fazem dietas e projetos para emagrecimento, desistem antes de completar um ano. Não existe emagrecimento sem renúncias – e muitas renúncias!

Nenhum método de emagrecimento vai funcionar se não vier primeiro acompanhado das seguintes qualidades: Motivação, determinação, persistência, força de vontade e paciência.

Sem essas qualidades, você não chegará a lugar algum para emagrecer. Sempre tentará emagrecer, e sempre voltando para o mesmo lugar, como um efeito elástico, que vai até a sua meta e em seguida, retorna nos meses seguintes ao estágio inicial.

O que faltou? A resposta é óbvia: Motivação, determinação, persistência, força de vontade e paciência.

Assim, vamos primeiro falar destas cinco qualidades que vão abrir seus horizontes e dará aquela motivação "extra" para perder peso e incluir hábitos de vida, que naturalmente vão levar ao emagrecimento como consequência natural e com menos estresse.

1. Motivação

A origem da motivação pode vir de fontes externas e internamente. Mas é a motivação interna que vamos focalizar, pois esta independe de circunstâncias e pessoas, depende unicamente de VOCÊ!

Para conseguir ter motivação, é preciso trabalhar melhor sua inteligência intrapessoal, que é a habilidade de autoanálise. Ela é importante para você, porque desencadeia a melhoria dos outros aspectos dentro de você. Entre esses, os seus pontos fracos e os de maior deficiência. Essa capacidade de autoanálise e inteligência intrapessoal, a ajudará a tirar o "melhor" de si mesma, respeitando os seus limites, mas ao mesmo tempo, trabalhando conscientemente para estar em constante expansão de seus limites. Por outro lado, vai compensar seus pontos fracos, intensificando e potencializando o que você tem de melhor. É nesse ponto que sua "motivação" aumenta, pois conseguirá tirar o máximo de si, tendo força, motivação, ações, atitudes para superar desafios e obstáculos, usando a força e o poder que você já tem.

Por exemplo, para quem quer emagrecer, estar perto de pessoas com o mesmo objetivo lhe dará energia e motivação, enquanto a solidão, isolamento e alimentar emoções negativas, vão levar ao desânimo. Isto é claro, se a motivação for seu ponto fraco. Para quem tem boa saúde e energia, seu ponto forte está na resistência, persistência, no fato de adoecer poucas vezes, e poder fazer mais coisas durante o dia. Para as que tem conhecimento específico numa área, tudo relacionado ao seu campo de atuação lhe dará motivação e extrema vantagem sobre as demais, que terão que percorrer um caminho penoso, com muito esforço e tempo, para chegar onde você está. Este tipo de autoanálise, trabalhando bem sua inteligência intrapessoal, conseguirá tirar muitas vantagens de seus pontos fortes aumentando sua motivação, ao mesmo tempo que limita sua exposição aos seus pontos fracos.

É fato amplamente conhecido que alcançar bons resultados é uma das maiores fontes de motivação humana. Cada pessoa é única, diferente e, portanto, cada um funciona de uma forma diferente e se motiva também por coisas muitos diferentes.

Pessoas motivadas são realizadoras. Elas apresentam valores que lhe dão suporte, que, sem elas, se tornariam pessoas comuns, inseguras, e dependentes de outros para se realizarem. Alguns desses valores são: autossuficiência, singularidade, perfeição, justiça, bondade, beleza, integridade, espontaneidade, completude, simplicidade, humor e são pessoas positivas.

O estado mental positivo é outro fator que ajuda muito na motivação. Além de alimentar a motivação, mantém o foco rumo aos objetivos, enquanto uma pessoa negativa, embora intelectual e habilidosa, terá mais dificuldades em perseverar rumo aos objetivos porque o estado mental negativo, mina as forças levando a desmotivação.

Assim, trabalhe sua motivação para emagrecer. Crie uma imagem mental de como pretende estar e busque os mecanismos motivacionais e as pessoas certas para te motivar na perda de peso.

2. Determinação

Determinação é a certeza íntima de direcionamento. Ser determinada é ter metas claras e definidas e uma convicção plena de que irá alcançá-las. A pessoa determinada possui uma vontade inquebrantável de atingir seus objetivos e tira sua motivação dessa fonte inesgotável de energia.

Para ser determinada, portanto, é necessário definir metas muito objetivas e claras de forma que elas possam ser explicadas em detalhes e mensuradas, de preferência, quantitativamente. Depois das metas vem a força interior e a certeza de que o que se deseja será alcançado. Essas duas coisas juntas formam a determinação. Metas sem força e certeza jamais são concretizadas; força sem metas é apenas intenção, esperança.

Uma maneira de evitar o fracasso é fixar metas razoáveis. Por isso, a ideia é fixar metas que estejam ao seu alcance, subindo um degrau de cada vez. Como sugestão, poderá estabelecer um objetivo elevado e dividi-lo em várias etapas e por sua vez em metas menores até chegar a uma meta atingível, assim, aumentará sua motivação, pois conseguirá seguidamente bater as suas metas razoáveis até atingir o seu grande objetivo, atingindo o peso ideal.

Sem objetivos não há rumo, sem rumo não há realização. Este é o motivo principal de estabelecer metas tangíveis para chegar aos resultados no emagrecimento. As pesquisas nos mostram que apenas 4% da população estabelece metas, e apenas 2% sabem efetivamente implementá-las e aplicá-las. Estabelecer metas é olhar para frente e não para trás. É focar na solução e não no problema e nem nos fracassos anteriores.

O sucesso acontece quando caminhamos na direção de nossos objetivos e metas. É constituída milímetro a milímetro, metro a metro por uma sequência disciplinada, persistente e tolerante de atitudes vencedoras. A medida que estabelecer metas e conseguir atingi-las, isso vai estimulá-la a querer atingir mais e mais metas e por fim se tornará um hábito, estabelecer metas e atingi-las. A medida que o sucesso nos objetivos forem aparecendo isso a motivará a querer atingir objetivos ainda maiores, além do emagrecimento, atingindo também outras áreas de sua vida pessoal.

Por outro lado, nenhuma vitória poderá ser comemorada se o custo de um objetivo ou meta ultrapassar os benefícios. Por exemplo, atingir o emagrecimento mas pagando caro com a própria saúde, tendo que gastar todo dinheiro ganho, tratando e cuidando da própria saúde. Ou ainda, colocar uma meta muito elevada em detrimento da vida familiar, pessoal, e destruindo relacionamentos. Se ultrapassar os limites razoáveis, terá que gastar muito tempo e energia para reconstruir outros campos da vida e no final das contas, não valeu a pena todo sacrifício para atingir o objetivo ou a meta.

3. Persistência

A persistência é filha da busca pela vitória, pela superação. Na persistência existe sempre um movimento de avanço em relação a nossas conquistas. A persistência faz com que a pessoa tenha êxito.

A persistência é diferente da teimosia. A teimosa se mantém inalterada, repete compulsivamente o próprio comportamento, esperando que o mundo e as circunstâncias se adaptem a ela. Já a pessoa persistente busca alternativas para resolver as dificuldades. Ela aprende com os erros cometidos e muda diante das circunstâncias. Ela tenta vários caminhos para chegar a solução.

As que desenvolvem o hábito da perseverança são mais resistentes ao fracasso. Mesmo que sejam derrotadas algumas vezes, elas finalmente acabam chegando a vitória final, conquistando o objetivo que estavam perseguindo. Quem é persistente sabe que enfrentará muitas batalhas e reconhecem que ser derrotada algumas vezes faz parte do show. Aceitam essas derrotas, mas como temporárias e não como veredicto. A partir daí, por não desistirem, recomeçam com novas estratégias, perseverando rumo ao objetivo final e transformando as derrotas em vitórias e recebendo o reconhecimento de todos.

Infelizmente, a maioria das pessoas não tem persistência, desistem diante das primeiras derrotas. Levam para o lado pessoal, especialmente quando a derrota vem acompanhada de dor emocional, vergonha, vexame, humilhação e um fracasso após outro. Não conseguem a partir daí levantar, seguir em frente, persistir, deixando assim seus sonhos para trás. Depois ficam admiradas de como outras mulheres conseguiram com relativa facilidade chegar onde queriam estar ou foram até mais longe. Com certeza essas mulheres tinham a nobre qualidade da persistência!

Em resumo, a persistente consegue transformar suas derrotas em etapas para a vitória. Não importa quantas vezes tentou emagrecer e não conseguiu. Tente novamente, persista, mas sempre aprenda com seus erros, e use outros meios e métodos para chegar ao seu objetivo no emagrecimento.

4. Força de vontade

A força de vontade é o motor, a alavanca que fará você colocar em prática a determinação para emagrecer com saúde. Um exemplo de força de vontade que podemos citar é de Ayrton Senna da Silva, que era piloto de fórmula 1, foi um vitorioso, porque ele tinha essa força interior, a força de vontade para conquistar e realizar. Como ele mesmo disse: "Se você quer ser bem-sucedido, precisa ter dedicação total, buscar seu último limite e dar o melhor de si mesmo. Leve isso no seu sangue. Que seja parte de você e de sua vida".

A força de vontade é a habilidade mais importante de todas para o sucesso individual e atingir seu objetivo de emagrecimento.

Como um músculo que faz muita força, ela também se cansa sobrando pouca energia para outras coisas – as coisas menores e de pouca importância. Por isso, a melhor estratégia é usar a "força de vontade" para as suas prioridades e as coisas mais importantes, assim ela vai te levar com mais facilidade aos seus objetivos. A força de vontade, como um rolo compressor, remove barreiras e obstáculos, por isso precisa ser canalizada e focado para um único objetivo de cada vez. Se pulverizar a força de vontade, para muitas coisas menores e de pouca importância, ficará esgotada, cansada e frustrada.

É preciso criar hábitos de força de vontade. Esses novos hábitos tornam mais fácil exercer a força de vontade. Assim que a força de vontade se torna um hábito, ela precisa ficar estabelecida na sua personalidade, isso se consegue com motivação e para ficar motivado é preciso ter recompensas agradáveis. Esses fatores é que sustentam a força de vontade. A medida que seus músculos da força de vontade se desenvolvem, com hábitos consistentes que os alimentam, os bons hábitos acabam influenciando positivamente as outras áreas da vida, tornando um círculo virtuoso, e o sucesso no emagrecimento começa a dar resultados em sua vida.

A medida que você se obriga a fazer o que é certo e necessário, você aprende a se forçar para fazer as coisas, seu cérebro se ajustará para ajudar você a atingir seu objetivo. Essa resistência só acontece na primeira vez, pois a partir da segunda vez ganhará mais velocidade e facilidade de realização. Com isso, a sabotagem para não emagrecer, perde sua força.

Quando você aprende a se obrigar a fazer as coisas, começará a construir seu autocontrole, e com isso, a preguiça, a acomodação e a resistência saem de cena e lhe darão passagem, porque você sabe para onde quer ir. Nesse momento, seu cérebro cria uma nova realidade e passa a nascer dentro de você, em consequência, a autodisciplina e a força de vontade passam a ser o seu novo padrão de alimentação, de dieta, atividade física e estilo de vida, que levam ao emagrecimento, acontecendo tudo isso com mais naturalidade.

Por exemplo, uma habilidade é algo que permanece constante ao longo do tempo, já a força de vontade às vezes se esquece de exercê-la o tempo todo. Há dias que tem motivação para levantar cedo e fazer atividade física e há dias em que não temos vontade alguma. Ter ciência disso, a ajudará a levar a sério a cultivar o hábito de colocar a força de vontade nos momentos certos, escolhendo as batalhas da vida em que essa qualidade lhe dará aquela força extra para chegar ao seu objetivo. O gerenciamento da energia pessoal, e não do tempo é a chave para o alto desempenho e a renovação pessoal. Assim, administre com inteligência seu ciclo de energia pessoal, que é a base de sua força de vontade, que oscila entre atividade, desempenho, repouso, renovação. Quanto mais energia, mais força de vontade conseguirá ter. Por outro lado, a baixa energia equivale a baixa força de vontade.

Uma dica para se dar bem com a força de vontade: Fique perto das pessoas certas, que demonstram força de vontade e que lutam para estar onde você também quer estar. Fique perto das amigas que estão com o mesmo objetivo que você. Estas vão te contaminar com o vírus da força de vontade, do querer, do fazer acontecer e de fato realizar. Outra dica, é manter um bom nível de energia pessoal tanto física quanto mental. Baixa energia equivale a baixa força de vontade. Com força de vontade, terá energia e coragem para ousar, para assumir riscos e para superar os próprios sonhos. É o combustível das vencedoras!

5. Paciência

Vou citar alguns dos inúmeros benefícios que a paciência pode lhe trazer, consequentemente, sendo uma aliada no seu objetivo de emagrecer, perder peso e medidas. Em primeiro lugar a paciência vai lhe proporcionar vida mais longa com menos estresse. A paciência nos ajuda a desperdiçar menos tempo, menos energia e menos dinheiro. Quando praticamos a paciência aumentamos as chances de conseguir o que queremos e principalmente em perder peso.

A raiva é a consequência direta de nossa falta de paciência. Logo, se você cultivar e aplicar a paciência em sua vida, perceberá que cada vez menos a raiva vai aparecer no seu repertório e com isso, não vai descontar a raiva na comida.

A impaciência, é o nome da doença da pressa. Vários atrasos em nossas vidas acontecerão, pois a vida nos impõe esses atrasos em forma de filas, engarrafamentos, imprevistos, burocracias, fatalidades, estar no lugar errado na hora errada, por nossos erros, pelos erros de outros, nos levando a ficar impacientes com esses acontecimentos, que são inevitáveis e acontece com todas pessoas, fazem parte da vida, essa é outra razão para sermos mais pacientes.

Sem paciência, não podemos aprender as lições que a vida nos ensina, além de não conseguirmos amadurecer, sempre sofrendo aborrecimentos, raivas, irritações, como uma criança impaciente. A vida está repleta de tarefas chatas e desagradáveis. Aceite o fato de que, se quiser ser uma pessoa paciente terá sempre que enfrentar tarefas chatas, desagradáveis com pessoas sem pressa alguma, e muito menos preocupadas com seu tempo e seus problemas. Descontar essas frustrações e impaciência na comida, só vai piorar as coisas. Por isso, dê mais atenção à "causa" que é a falta de paciência e não as "consequências", que é ganhar uns quilinhos a mais.

Algumas dicas que poderá colocar em prática, que vai ajudá-la a ser mais paciente:

1. Fazer caminhada, pois alivia a ansiedade e o estresse, deixando-a mais leve.

2. Não assuma muitos compromissos, pois se ficar com a agenda do dia muito cheia, não terá tempo para os inúmeros imprevistos que surgem durante o dia, e consequentemente, sua raiva e impaciência aumentam.

3. Seja humilde e peça ajuda. Muitas vezes estamos tão sobrecarregadas e exaustas que ficamos impacientes e irritadas. A ajuda de outros nos aliviará, ficando mais paciente.

4. Ria de si mesmo e da situação. Quando tudo tiver que dar errado, vai dar tudo errado.

5. Seja paciente com você mesma. Aceite seus limites, suas imperfeições. Se for tolerante consigo mesma será também com outros. Aceite o fato que a vida é desorganizada e imperfeita, as circunstâncias são imperfeitas, todos nós erramos e falhamos. Leve tudo isso em conta. Cobre menos de você e dos outros tornando assim uma pessoa mais paciente.

6. Espere com paciência e ataque com rapidez.

7. Às vezes, vencer é saber esperar com paciência.

8. Se você é dinâmica, provavelmente achará que as pessoas são lerdas e lentas, levando-a a ficar impaciente. Nesse caso, a melhor forma de esperar é fazendo outras coisas úteis: lendo, estudando, adiantando outras tarefas, dessa forma, aprenderá a ser mais paciente nessas ocasiões.

9. A impaciência é um hábito. A paciência também.

10. A paciência de esperar é possivelmente a maior sabedoria de todas: A sabedoria de plantar uma semente e esperar a árvore dar frutos.

11. Se só pensa em comer quando está impaciente, tente substituir esse vazio pela leitura de um livro, ligue e converse com as amigas que são positivas e que te dão aquela força nos momentos de fragilidade ou escolha um hobby para não descontar em comer mais.

Todos nós somos obrigados a esperar mais tempo do que podemos. Mas, quando reconhecemos que a espera pode nos trazer mais satisfação do que o atendimento imediato de nossas necessidades, fica muito mais fácil exercer a paciência.

A paciência não é algo que temos ou não temos. A paciência é uma decisão. Ela é uma decisão que tomamos. Uma opção que fazemos repetidamente. Esforce-se a ser mais paciente, porque a vida exige sempre que esperemos. Quando encaramos a paciência como uma decisão, compreendemos que precisaremos escolhê-la inúmeras vezes.

Um processo de emagrecimento saudável e duradouro exige paciência.

A paciência na verdade é treino, nos dias de hoje essa é uma palavra que as pessoas quase não utilizam no processo de emagrecimento, estamos em um momento muito imediatista quando o assunto é emagrecer.

Na hora de conquistar mais saúde e principalmente mudar o próprio corpo, a falta de

paciência fica evidente com as pessoas ansiosas pelos resultados querendo a todo custo que a mudança venha logo, sem querer esperar pelo tempo necessário.

Esse tempo é justificado pelo sistema de adaptação interna que o nosso corpo possui, que só vai finalmente, mudar depois que estiver adaptado a essas novas mudanças, que acontecem em nossos pensamentos, em nossa alimentação, treino ou qualquer tipo de alteração em nossa rotina pessoal.

50 Formas saudáveis de emagrecer

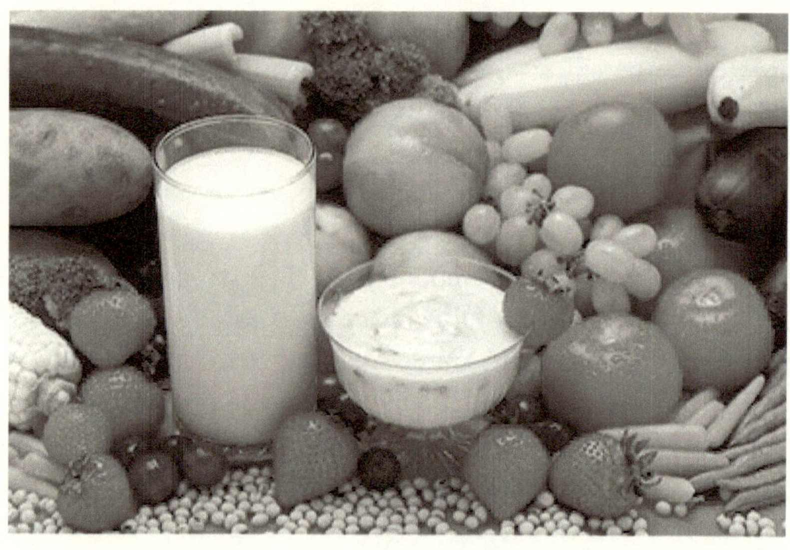

Deseja perder alguns quilos, seja por motivos de saúde ou estética? Você não é a única. A grande maioria das pessoas está insatisfeita com o próprio peso.

Na hora de emagrecer, é comum ouvirmos conselhos como faça exercício físico, beba bastante água, coma mais frutas e verduras, faça tal dieta, fulano emagreceu assim. Nos deparamos também com informações conflitantes como coma de três em três horas, faça 3 grandes refeições, fique em jejum.

Quando falamos de maneiras de emagrecer existem muitas controvérsias. A verdade é que não existe um jeito certo ou errado de emagrecer, exceto dietas malucas. Tudo vai depender do que funciona mais para você.

Saiba que existem muitas maneiras de emagrecer. E neste capítulo, iremos abordar 50 maneiras de emagrecer de forma saudável, o que significa, perder peso, sem comprometer a saúde. Estas estão alistadas na numeração 1 ao 50.

É possível emagrecer de modo inteligente, fácil e duradouro. Alguns alimentos, dietas, exercícios e atitudes auxiliam nesse processo.

1. Siga uma alimentação saudável

O primeiro passo que você deve ter em mente para emagrecer de forma saudável é seguir uma alimentação totalmente saudável. Quando você muda a sua alimentação para uma maneira de se alimentar mais equilibrada, você automaticamente passa por um processo de reeducação alimentar que é a base sólida para uma perda de peso considerada saudável.

A alimentação, para que seja saudável, deve incluir todos os grupos alimentares que são os carboidratos, carnes e ovos, gorduras, legumes e verduras, frutas, leite e derivados, leguminosas e oleaginosas. Mas não somente incluir os grupos alimentares na alimentação, é preciso dar sempre prioridade às versões mais saudáveis.

Por exemplo, é recomendado que você inclua carboidratos na sua dieta para emagrecer mesmo que este grupo alimentar esteja diretamente ligado com o aumento de peso quando consumido de forma inadequada, é claro. Porém, os carboidratos que você deve priorizar são os complexos no lugar dos simples, pois os carboidratos complexos são mais ricos em nutrientes e fibras.

Além disso, uma alimentação saudável também precisa priorizar alimentos que sejam naturais e não industrializados. Os alimentos naturais oferecem todos os nutrientes necessários para o bom funcionamento do organismo e para o processo de emagrecimento.

A alimentação saudável deve ser também balanceada em termo de nutrientes, por isso, você deve variar bastante os alimentos nas suas refeições para que você consuma a maior variedade de nutrientes possível e em quantidades adequadas.

O ideal mesmo é você fazer um acompanhamento nutricional para que você passe por esse processo de reeducação alimentar e, assim, possa garantir ótimos resultados.

2. Consuma alimentos fontes de fibras

As fibras são substâncias presentes em diversos alimentos de origem vegetal e são de extrema importância não somente para a perda de peso como também para o funcionamento adequado do organismo e para a saúde em geral.

Uma das principais funções e benefícios das fibras é que elas contribuem para manter o funcionamento saudável do intestino. Quando ingeridas, as fibras passam direto pelo estômago, pois não são digeridas, e chegam ao intestino. Dependendo do tipo, ou seja, fibras solúveis ou insolúveis, elas podem agir de forma diferente nesse órgão.

As fibras solúveis encontradas, por exemplo, na aveia, se juntam com a água no intestino e formam uma estrutura semelhante a um gel criando uma barreira que controla a absorção de carboidratos e gorduras no intestino. Isso é benéfico para o peso porque não somente controla a questão de ingestão de calorias como, em relação aos carboidratos, evita que haja aumento da glicose sanguínea. Isso consequentemente evita a formação e o estoque de gordura no tecido adiposo e o aumento de peso.

Já as fibras insolúveis que são encontradas, por exemplo, nas verduras folhosas, elas agem de forma a melhorar o trânsito intestinal. Esse tipo de fibra estimula os movimentos intestinais e, juntamente com a água, deixam o bolo fecal mais maleável melhorando a evacuação, pois as fibras ajudam o cólon a funcionar de forma eficiente. A falta de fibras na alimentação foi um dos fatores que tornou a constipação um problema cada vez mais comum.

As fibras insolúveis também são eficazes no emagrecimento porque elas retardam a digestão e consequentemente o esvaziamento gástrico. Isso garante um tempo maior de saciedade que é uma estratégia importante para quem está em processo de emagrecimento.

Com a garantia de maior saciedade, o desejo de comer é retardado e a ingestão alimentar fica mais controlada, principalmente de alimentos mais calóricos e que possam comprometer o plano alimentar para a perda de peso.

Além da aveia e das verduras folhosas citadas, outros alimentos fontes de fibras são os seguintes:

Sementes como chia, linhaça, gergelim, girassol, entre outras

Oleaginosas como castanhas, nozes, amêndoas, entre outras

Frutas e hortaliças com casca, bagaço, talos, folhas e sementes

Cereais integrais como arroz, quinoa, milho, entre outros

Leguminosas como feijão, lentilha soja e grão de bico

Diversos outros alimentos

É importante lembrar que você deve incluir no seu plano alimentar os alimentos naturais ricos em fibras como já exemplificamos e não alimentos industrializados que afirmam serem ricos em fibras. As fibras estão presentes nos alimentos naturais e são essas fibras que oferecem os efeitos benéficos para o peso e para a saúde em geral.

Ao passo que você aumenta a quantidade de alimentos ricos em fibras, você também deve aumentar a ingestão de água para 2 litros por dia ou até mais. Essa estratégia é necessária para que as fibras possam exercer seus efeitos benéficos, principalmente em relação à saúde intestinal, caso contrário, elas podem exercer efeitos contrários e prejudicar o processo de emagrecimento e a saúde em geral.

Por isso, caso você não aumente a ingestão de água, as fibras podem prejudicar o trânsito intestinal causando constipação, condição popularmente conhecida como prisão de ventre, e dificultar a evacuação. Portanto, se você já apresenta problemas de constipação deve ficar ainda mais atento para quantidade de água que ingere todos os dias.

Aumente o seu consumo de fibras

As fibras são capazes de reduzir o peso e a circunferência abdominal, por isso, se busca emagrecer, aposte nas fibras.

Elas promovem a sensação de saciedade, retardam o esvaziamento gástrico e reduzem o índice glicêmico. Isso faz com que se consuma menos alimentos e consequentemente menos calorias. As fibras ainda estimulam o funcionamento do intestino e eliminam as toxinas. Existem dois tipos de fibras. As fibras solúveis e as insolúveis. As fibras solúveis, quando em contato com água, formam uma espécie de gel no estomago que promovem uma maior sensação de saciedade. As fibras insolúveis permanecem intactas durante todo o processo digestivo e a principal ação é formar e aumentar o bolo fecal, favorecendo a eliminação de toxinas.

O recomendado é consumir cerca de 25 a 35 gramas de fibras por dia. Elas podem ser encontradas em aveias, cereais, lentilha, amêndoas, grão-de-bico, brócolis, entre outros.

Benefícios das Fibras

As fibras são o principal fator que retarda a absorção de açúcar. A importância alimentar das fibras vem de sua capacidade de retardar a digestão. É um obstáculo à digestão e um bom obstáculo para quem quer emagrecer, pois retarda a digestão dos carboidratos. Digestão mais lenta de carboidratos significa, menos insulina. Menos insulina, menos queda radical de açúcar no sangue. Menor aumento e queda de açúcar agora, significa menos fome mais tarde.

3. Reduza os carboidratos

Os carboidratos são os nutrientes que têm como função fornecer energia para as células na forma de glicose para que realizem suas funções para que, assim, possa haver o funcionamento adequado do organismo. Também participam da formação de estruturas celulares e de ácidos nucleicos (RNA e DNA).

Há basicamente dois tipos de carboidratos: os simples e os complexos. Os carboidratos simples são os mais presentes na alimentação do brasileiro e são representados por alimentos como açúcares, arroz branco, farinhas e produtos feitos com farinha de trigo branca (refinada) como pão, bolo, biscoito, macarrão e outras massas e produtos.

Os carboidratos simples são os que mais devem ser evitados se o seu objetivo é o emagrecimento, ou melhor, devem ser excluídos da dieta, de preferência os industrializados. Isso é necessário porque, como já foi abordado, esse tipo de carboidrato apresenta uma velocidade de absorção rápida provocando o aumento brusco da glicose e mais liberação de insulina. Isso tudo pode levar à formação e ao estoque de gorduras no corpo, o que é prejudicial para o peso porque gera o aumento de peso não saudável.

Além disso, os carboidratos simples são pobres em nutrientes, neste caso, os industrializados ou processados. Os carboidratos simples que são de origem natural apresentam alguns nutrientes.

No caso dos carboidratos complexos, estes podem continuar na dieta para perder peso, mas que seja de forma controlada, pois, apesar de serem mais saudáveis e mais ricos em nutrientes quando comparados aos carboidratos simples, eles também podem promover o ganho de peso, afinal, também são carboidratos.

Os carboidratos complexos apresentam uma velocidade de absorção mais lenta do que os carboidratos simples e, por isso, se consumidos da forma correta, podem ajudar no controle da glicose sanguínea.

Alguns exemplos de carboidratos complexos são: cereais integrais como o arroz, a aveia, a quinoa, entre outros; preparações feitas com farinha de trigo integral como pães, bolos, biscoitos e outras massa; sementes como chia, linhaça, gergelim, entre outras; leguminosas como feijão, soja, lentilha e grão de bico; frutas e verduras com casca, bagaço, talos, folhas e sementes; raízes como mandioca e batata doce e outros exemplos.

Portanto, os carboidratos podem fazer parte de uma dieta para emagrecer, desde que consumidos da forma correta, ou seja, eliminando os simples e priorizando os complexos, mas reduzindo o consumo destes.

O que mais você precisa sabrer sobre o consumo de carboidratos

Pães, massas, bolos, tortas são fontes de açúcar! Os carboidratos, quando metabolizados, se tornam glicose. Ou seja, o ciclo do carboidrato no nosso organismo e seus malefícios são os mesmos que o açúcar.

Por tanto, cuidado com os carboidratos, até mesmo os integrais, que apesar de serem melhores escolhas, também não estão isentos. Carboidratos em excesso são armazenados na forma de gordura pelo organismo.

A sequência é: Os carboidratos ativam a liberação de insulina pelo pâncreas causando o aumento da gordura visceral. Já a gordura visceral causa inflamação e resistência à insulina. Depois de anos de sobrecarga, o pâncreas entra em "estafa" deixando uma deficiência de insulina e um aumento da glicose no sangue: o diabetes.

Por isso, o diabetes pode ser encarado como uma doença de intolerância a carboidratos. A redução de carboidratos na dieta melhora o comportamento da glicose no sangue, reduzindo a tendência ao diabetes.

Reduzindo a glicose no sangue, você perderá a gordura visceral e consequentemente, diminuirá a gordura na barriga e reduzirá sua cintura. Além disso, a redução da barriga representa mais tempo de vida.

4. Reduza as calorias

Com vimos, atualmente não são apenas as calorias que influenciam na perda de peso, mas um conjunto de fatores que incluem desde a qualidade da alimentação até a genética de cada pessoa ou doenças envolvidas.

Quando falamos da qualidade da alimentação, as calorias não são os únicos protagonistas do emagrecimento porque não adianta, por exemplo, comer menos quantidade de comida sendo que esta comida possui uma péssima qualidade nutricional, além de ser rica em calorias. Você pode até comer um pouco mais do que está acostumado, mas se for uma refeição de excelente qualidade nutricional e com um menor teor de calorias é essa segunda opção que vale para a perda de peso.

Por isso, precisamos olhar primeiramente para a qualidade da alimentação, principalmente quando se trata do teor de carboidratos que são os maiores influenciadores do aumento de peso devido ao mecanismo que leva à formação de gorduras como já explicado, e não somente para a quantidade ou para o teor de calorias.

Contudo, mesmo não sendo o único fator causador do ganho de peso, ainda sim as calorias têm sua importância pois, quando o organismo ingere mais calorias do que gasta, isso gera um balanço energético positivo que também causa o ganho de peso.

Por isso, para a perda de peso saudável, o ideal é ficar de olho na qualidade e também no teor calórico da alimentação.

A chave para o controle de peso eficaz se concentra na queima de calorias pelo corpo, não na eficiência com que você queima calorias ao se exercitar e sim na eficiência com que gasta calorias quando está em repouso. Por isso, se fala muito sobre o metabolismo do corpo.

Metabolismo, é a taxa em que o corpo queima calorias apenas para se manter vivo. E o Metabolismo Basal é o mais importante. Refere-se as calorias que você queima em "repouso", quando não está fazendo nada.

5. Siga uma alimentação detox

A alimentação detox é um plano alimentar indicado para ser seguido por pessoas que querem emagrecer e também por quem deseja melhorar a saúde em geral. Seu objetivo é fazer uma limpeza do organismo a fim de eliminar toxinas e outras substâncias nocivas cuja finalidade é melhorar o seu funcionamento.

O processo de emagrecimento pode ser difícil de acontecer por causa de substâncias tóxicas presentes no organismo que possam estar impedindo o seu funcionamento adequado. Aí entra a alimentação detox que é realizada antes de dar início à dieta para emagrecer para que ela faça a limpeza necessária no organismo, ou seja, ela prepara o organismo para que o processo de emagrecimento possa acontecer.

A alimentação detox não é exclusiva para a perda de peso porque ela é realizada pelo menos 1 semana antes de dar início à dieta, mas a alimentação detox por si já começa a dar início à perda de peso por causa de uma melhor qualidade na alimentação e da baixa oferta de calorias.

Existem algumas variações da alimentação detox, que são desde alimentos líquidos até os alimentos sólidos. Por isso dependendo do tipo, essa alimentação pode variar de 3 dias até 1 semana ante do início da dieta.

Os alimentos detox são alimentos naturais e orgânicos, livres de produtos químicos que podem intoxicar o organismo e causar danos à saúde. Os principais alimentos detox são frutas, verduras e legumes, além de preparações como vitaminas, shakes, sucos (desde que não coados e nem adoçados), chás, água de coco, água e outros alimentos e preparações que sejam totalmente naturais e orgânicos.

Além de fazer uma limpeza no organismo, a alimentação detox também oferta muitos nutrientes para o corpo, oferta muitas fibras que ajudam a melhorar o funcionamento do intestino e também oferece muitas substâncias antioxidantes.

As substâncias antioxidantes são importantes para o emagrecimento porque combatem a ação de radicais livres, compostos estes que danificam as células saudáveis do organismo causando uma série de prejuízos, inclusive a dificuldade do corpo em emagrecer.

Os radicais livres podem surgir do próprio organismo através de atividades como a respiração e de fontes externas como poluição; álcool; fumo; alimentação rica em gorduras maléficas, açúcares e sódio; alimentação industrializada; medicamentos; agrotóxicos e pesticidas presentes nos alimentos e várias outras fontes.

Os antioxidantes, então, combatem a ação desses radicais livres trazendo uma série de benefícios para o organismo, para o peso e para a saúde.

Se você deseja seguir esse tipo de alimentação antes de dar início ao seu processo de emagrecimento, procure um profissional nutricionista para que este faça um plano alimentar de acordo com as suas necessidades e, assim, você tenha acompanhamento profissional adequado.

Programas detox

Detox não é só sinônimo de suco verde e couve. Existem produtos de detox que prometem uma profunda limpeza no organismo e com isso, auxiliar também na perda de peso.

Programas como o Detox Kriyá são baseados na medicina ayurvédica. Esse programa de detox consiste basicamente de 3 compostos de suplementos de vitaminas e minerais que devem ser tomados durante 7 dias para auxiliar na eliminação de toxinas.

6. Inclua na sua alimentação as gorduras boas

Os alimentos fontes de gorduras boas também podem contribuir muito para o emagrecimento saudável. São alimentos que, apesar de terem um maior teor de calorias quando comparados a outros, são uma boa estratégia quando o foco é o emagrecimento.

As gorduras, quando ingeridas, também retardam a digestão e garantem maior saciedade. Além disso, quando você prioriza o consumo de gorduras boas, você reduz o consumo de carboidratos e já vimos que são os carboidratos um dos principais fatores que contribuem para o aumento de peso.

Quando você prioriza o consumo de gorduras boas, assim como os alimentos fontes de proteínas, e reduz o consumo de alimentos fontes de carboidratos, o organismo não utiliza tanto a glicose como fonte de energia, já que não há tanta disponibilidade de glicose sanguínea e nem na sua forma de reserva (glicogênio). Então, o corpo passa a usar mais as gorduras estocadas (tecido adiposo) como fonte de energia. Essa é uma estratégia eficaz para a eliminação dos quilos extras.

O recomendado é que as gorduras que você for incluir na sua alimentação sejam de boa qualidade nutricional. Essas gorduras são as insaturadas como, por exemplo, o azeite de oliva extravirgem e óleos vegetais extravirgens de sementes como de linhaça, chia, girassol, entre outros, além das gorduras saturadas e um grande exemplo deste tipo de gordura é o óleo de coco, muito indicado para a culinária em geral.

Evite gorduras consideradas ruins que, além de prejudicar o peso, são extremamente prejudiciais para a saúde. O principal exemplo deste tipo de gordura é a gordura trans.

A gordura trans é o pior tipo de gordura que existe atualmente e é extremamente prejudicial para o sistema cardiovascular. Ela é fabricada pela indústria alimentícia por um processo chamado de hidrogenação, por isso que ela também é conhecida como gordura hidrogenada.

Ela foi criada com o objetivo de conferir mais textura aos produtos alimentícios dando mais crocância ou cremosidade, por exemplo, e também serve para aumentar o tempo de validade dos produtos.

Por ser tão prejudicial, você deve evitar, ao máximo, o consumo de gordura trans. Alguns dos produtos alimentícios ricos com essa gordura são: biscoitos recheados e waffer, margarina, massas prontas como as de bolo, óleo refinados como de soja, milho, girassol e canola, sorvetes, salgadinhos de pacote, pipoca de microondas, molhos prontos e diversos outros produtos.

7. Consuma alimentos termogênicos

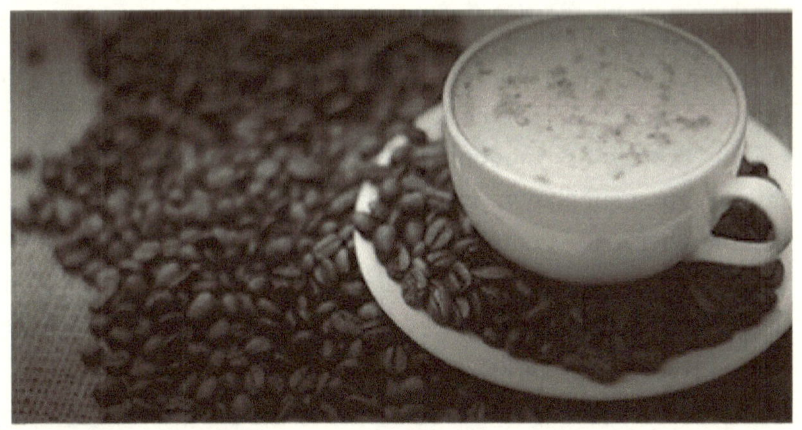

Mais uma estratégia para você emagrecer de maneira saudável é incluir na sua alimentação os alimentos conhecidos como alimentos termogênicos.

Esse grupo alimentar tem sido muito abordado atualmente justamente pelos grandes benefícios que podem oferecer tanto para a perda de peso quanto para a manutenção da saúde.

Esses alimentos contêm substâncias termogênicas e são justamente essas substâncias que agem no organismo de forma a estimular que o corpo gaste mais energia fazendo com que, dessa forma, haja a perda de peso.

Quando estão presentes no organismo, as substâncias termogênicas elevam a temperatura do corpo aumentando também o trabalho do metabolismo. É esse mecanismo que estimula a queima calórica.

O ideal é você incluir alimentos termogênicos diariamente na sua dieta. Alguns dos principais exemplos desse grupo de alimentos com suas respectivas propriedades ou substâncias termogênicas são os seguintes:

• Canela: a canela contribui para o emagrecimento por causa das suas propriedades anti-inflamatórias. Você pode utilizá-la para a preparação de chás, para saborizar a água e para espalhar por cima de preparações.

• Gengibre: o gengibre uma substância termogênica presente no gengibre é o gingerol. Você pode consumir essa especiaria com sucos, shakes, saladas e na forma de chá.

• Café: a ação termogênica do café ocorre pela presença da cafeína, uma substância muito conhecida e que é estimulante do sistema nervoso central, além de aumentar o trabalho do metabolismo. A maneira ideal de consumir o café com a finalidade de emagrecimento é na sua forma tradicional, ou seja, como infusão e sem adoçar.

• Chá verde: o chá verde é termogênico porque também é rico em cafeína.

• Cacau puro: o cacau em pó puro é outro alimento rico em cafeína. É mais utilizado para a fabricação de chocolate, porém, o tipo de chocolate mais indicado para quem deseja perder peso é o amargo. Você pode utilizar o cacau puro para diversas preparações como brigadeiro, sorvetes, mousses, bolos, tortas e várias outras, mas atente para não utilizar açúcares e outros carboidratos refinados nessas preparações.

• Guaraná em pó: é um alimento rico em cafeína e, por isso, é termogênico. Você pode utilizar para a preparação de shakes, vitaminas, sucos e outras preparações.

• Vinagre de maçã: sua ação termogênica se dá por causa do ácido acético. Utilize o vinagre de maçã como tempero, em molhos para saladas ou você pode consumi-lo junto com água. Para ingerir junto com a água, você pode adicionar de 1 a 2 colheres de sopa de vinagre de maçã em 1 copo de água. Você pode tomar um pouco antes das refeições.

• Pimenta vermelha: a substância termogênica presente na pimenta vermelha é conhecida como capsaicina. A pimenta vermelha pode ser utilizada como tempero de preparações e para o preparo de molhos.

Usar temperos e condimentos termogênicos

Os temperos industrializados cobram um preço alto pela praticidade! Cheios de sal e conservantes, eles provocam retenção de líquidos e problemas como diabetes e pressão alta. Então, por que não usar temperos e condimentos termogênicos? Eles deixam a comida mais saborosa e turbinam a queima de gorduras. Gengibre, pimenta dedo de moça, pimenta caiena e curry são exemplos de temperos naturais e termogênicos

Aposte nos termogênicos, ajudam a perder peso

Alimentos termogênicos podem aumentar entre 10% e 15% o gasto calórico diário. Isso porque eles aumentam o metabolismo e consequentemente o gasto calórico.

Quer emagrecer de forma diferente? Inclua gengibre, chá verde, pimenta vermelha e outros alimentos termogênicos no cardápio.

Só tome cuidado para não exagerar. Termogênicos em excesso podem causar irritação no sistema digestivo, alterações no sono, taquicardia, entre outros.

8. Inclua chás na sua dieta

Os chás também são uma estratégia para a perda de peso saudável por causa de três principais características ou propriedades que essa bebida possui.

A primeira característica é que os chás são pobres em calorias. Sabemos que, hoje em dia, a quantidade de calorias dos alimentos não é mais o foco principal de quem quer emagrecer, como vimos na introdução. A perda de peso está ligada a um conjunto de fatores que incluem desde a qualidade da alimentação até a genética de cada pessoa. Porém, mesmo não sendo o foco, é importante controlar as calorias da alimentação sim para contribuírem de forma positiva no emagrecimento. Por isso, os chás são indicados.

Outra propriedade dos chás que contribuem para o emagrecimento é que eles são diuréticos. Um alimento diurético aumenta o volume urinário e isso contribui para reduzir a retenção hídrica do organismo. A consequência é a redução do inchaço corporal, o que influencia de forma positiva no peso.

A terceira propriedade é a ação termogênica que muitos chás possuem. Como vimos, os alimentos termogênicos aumentam o trabalho do metabolismo, o que estimula maior gasto de energia e, consequentemente, estimulam a perda de peso. Alguns exemplos de chás termogênicos são chá de canela, chá de gengibre, chá verde, chá mate, chá preto, entre outros.

O ideal é tomar os chás sem adoçar. Quando são adoçados, eles deixam de oferecer os benefícios indicados para o emagrecimento e podem exercer o efeito contrário. Se você tem dificuldade de tomar chá sem adoçar, pelo menos use um adoçante natural (não artificial) como o estévia, por exemplo. Evite adoçar com açúcares, mesmo os mais naturais como açúcar mascavo, demerara, açúcar de coco, mel, entre outros, pois o açúcar não é recomendado para fazer parte de uma alimentação voltada para o emagrecimento.

9. Inclua saladas na dieta

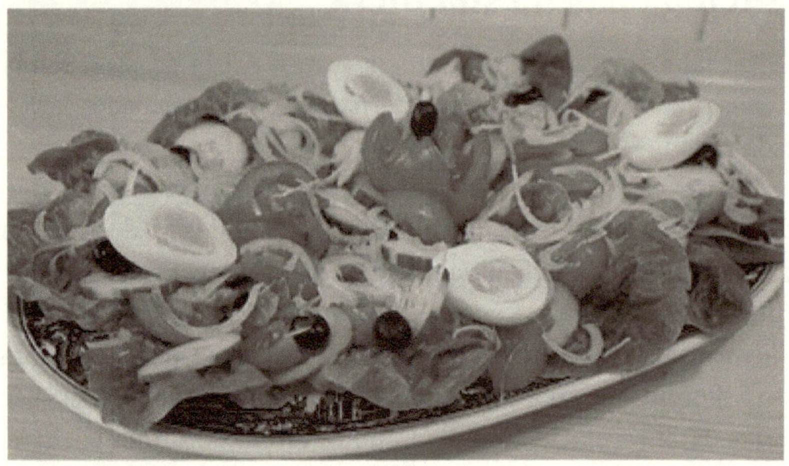

As saladas são um tipo de preparação muito indicada para o processo de emagrecimento saudável por serem pobres em calorias, ricas em fibras e, além disso, são ricas em nutrientes.

Já vimos que as calorias não é o mais importante, mas é um fator fundamental, aliado a outros, para a perda e o controle do peso e as saladas são preparações com baixo teor de calorias. Isso serve, principalmente, para saladas cruas ricas em hortaliças como as folhas (alface, couve, espinafre, rúcula, acelga, etc.), tomate, pepino, cebola, repolho, abobrinha, berinjela, entre outras. Para o emagrecimento, evite hortaliças muito ricas em carboidratos como beterraba, cenoura, entre outras. Estas podem ser consumidas intercaladamente, mas que seja de forma crua e não cozidas, pois, durante o cozimento, mais carboidratos são liberados.

As saladas são preparações bastante ricas em fibras e já vimos que as fibras contribuem para retardar a digestão e dar saciedade, além de ajudar no controle da absorção dos carboidratos, o que contribui diretamente para a perda de peso.

Em relação ao teor de nutrientes, um alimento ou preparação ricos em nutrientes contribuem para a nutrição adequada do corpo e, consequentemente para o seu bom funcionamento e isso influencia de forma direta para a manutenção de um peso saudável.

Dependendo da forma como são preparadas e dos alimentos utilizados, as saladas também podem exercer ação diurética e, como já vimos, alimentos diuréticos ajudam a eliminar líquidos retidos no corpo reduzindo o inchaço corporal. Existem vários alimentos diuréticos que você pode incluir nas saladas e alguns exemplos são o tomate, o pepino, a abobrinha, a berinjela, entre outros.

É importante você ficar atento aos molhos para saladas. Mesmo que a salada seja preparada com alimentos totalmente pobres em calorias, se você utilizar molhos inadequados, principalmente os industrializados, de nada adiantará. O ideal é que você prepare seus molhos caseiros ou utilize alimentos para temperar como limão, azeite de oliva extravirgem, vinagre de maçã e outros que sejam naturais e saudáveis.

Lembre-se também de consumir as hortaliças integralmente sem desperdiçar nada, ou seja, consumir as cascas, bagaço, talos, folhas e sementes. Assim, a garantia de ingerir mais fibras é maior.

10. Priorize frutas e verduras

Já vimos um pouco sobre as verduras no item anterior. Vimos que esses vegetais são muito eficazes para o emagrecimento saudável principalmente por oferecerem muitos nutrientes ao organismo, além de terem baixas calorias e serem fontes de fibras. Por isso, inclua esses vegetais diariamente nas suas refeições.

Já em relação às frutas, estes alimentos também devem ser priorizados. Contribuem para o emagrecimento por também terem baixo teor de calorias e por serem ótimas fontes de fibras.

Porém, para que as frutas possam oferecer seu bom conteúdo de fibras, devem ser consumidas de forma integral, ou seja, com casca, entrecasca, bagaço e sementes. Com isso, as frutas podem garantir a saúde intestinal e também a saciedade ajudando diretamente no controle do peso.

Coma uma fruta, por que ajuda emagrecer

Frutas são ricas em nutrientes e podem saciar a vontade de comer um doce. Isso porque as frutas, na verdade possuem frutose, um tipo de açúcar mais saudável que a glicose. Opte por comer a fruta in natura ou ainda combiná-la com algum suplemento de proteína para proporcionar mais saciedade.

O cuidado que deve ter com as frutas

Nem todas as frutas são amigas quando se pensa em emagrecer. As frutas possuem frutose, um tipo de açúcar que em excesso, aumenta a glicose sanguínea.

Para perder peso e permanecer saudável, escolha as frutas com baixo índice glicêmico como laranja, maça, pera, açaí, pêssego, morango, cereja, amora, ameixa, mirtilo, entre outras. Estas liberam a glicose para ser absorvida lentamente, controlando assim os picos de insulina e promovendo o controle do apetite.

Outro exemplo que podemos citar é a beterraba e a cenoura, que têm um índice glicêmico alto, contém muito açúcar, que fica armazenado no organismo sob a forma de gordura. Nesses casos, é preferível que sejam consumidos moderadamente.

11. Retire o açúcar da sua dieta

Já vimos que o açúcar é um grande vilão do peso. Por isso, se você quer emagrecer de forma saudável o recomendado é que você retire-o da sua dieta.

O açúcar é um termo comum utilizado para a sacarose, um carboidrato simples. Como já vimos, esse tipo de carboidrato aumenta rapidamente a glicose sanguínea e, consequentemente, forma e estoca gorduras no corpo para servir de reserva de energia.

Por isso, você deve retirar não apenas o açúcar branco de mesa da sua dieta. Este é um açúcar refinado que oferece apenas calorias vazias para o corpo, ou seja, não possui nenhum nutriente.

Você também deve excluir da dieta outros açúcares como o açúcar mascavo, o açúcar demerara, o açúcar orgânico, o açúcar de coco, o mel e outros. São açúcares que, apesar de serem integrais, ou sejam, passam por pouco ou nenhum processo de refinamento industrial garantindo maior teor de nutrientes, também são calóricos e contribuem para aumentar a glicose sanguínea e a formação de gorduras. Por isso, também não são recomendados em dietas para a perda de peso.

Corte o açucar

O açúcar não oferece nenhum nutriente. Ele só faz o organismo produzir insulina, hormônio que facilita a entrada de glicose nas células que, quando em excesso, se acumula na forma de gordura.

Sabe quando bate aquela vontade de comer um docinho? Nos tornamos viciados em açúcar! Quando consumido ele aumenta a liberação de dopamina, neurotransmissor responsável pelo sistema de recompensa e regulação do humor. Por isso o açúcar nos dá uma sensação de prazer, bem-estar e felicidade.

O açúcar possui um alto índice glicêmico, isso significa que é digerido rapidamente e causa picos de insulina no sangue. Além de nos fazer engordar, ele estimula o apetite.

Corte o açúcar aos poucos da sua dieta. Comece a tomar café, chá e sucos sem açúcar. Reduza os doces e opte por come-los como sobremesa em pequenas quantidades.

Quanto mais o açúcar consumido e absorvido pela corrente sanguínea, mais você engorda.

12. Evite adoçante artificial

Os adoçantes, também conhecidos como edulcorantes, são substâncias obtidas de matérias-primas naturais ou elaborados de forma artificial cuja finalidade é substituir o consumo parcial ou total de açúcar. Os adoçantes são mais utilizados por pessoas que possuem diabetes e por quem está em fase de emagrecimento.

Sabemos que o açúcar está muito presente na alimentação do brasileiro e a quantidade consumida diariamente é bastante alta. O açúcar está relacionado com o aparecimento de diversos problemas de saúde, como o diabetes, e também com o aumento de peso (sobrepeso e obesidade). Por isso, alguns adoçantes podem ser úteis, principalmente nesses casos.

Porém, nem todo adoçante é recomendado e, neste caso, estamos falando dos adoçantes artificiais. Entre eles estão a sacarina, aspartame, ciclamato, sucralose e assessulfame. Mesmo não possuindo calorias, os adoçantes artificiais não são muito indicados para o consumo assim como todo produto artificial e devem ser evitados por serem ricos em compostos químicos.

Além disso, algumas evidências apontam a relação de adoçantes artificiais com o aparecimento de doenças como a própria diabetes, o câncer e até a obesidade. Porém, isso ainda é um assunto controverso e não há nada definido ainda no meio científico, mas, mesmo assim, o recomendado é evitar o uso de adoçantes artificiais.

Prefira adoçantes naturais

Além dos adoçantes artificiais, existem os adoçantes naturais. Alguns exemplos são o esteviosídeo (feito da planta Stevia), o xilitol (feito a partir de vegetais) e o eritritol (elaborados de alguns alimentos com as frutas).

Apesar de terem um pouco de calorias, são de origem natural e, por isso, comparados com os adoçantes artificiais, são uma melhor opção. O xilitol e o eritritol, apesar de não deixarem um gosto residual como o esteviosídeo, não são indicados para quem apresenta problemas intestinais.

Os adoçantes possuem um poder de adoçar maior do que o açúcar comum (sacarose), obtido da cana de açúcar. Por isso, é importante tomar cuidado com a quantidade utilizada.

O ideal mesmo é não utilizar nem açúcar e nem adoçantes, mesmo os naturais. Mas se você tem dificuldade de deixar de consumir preparações adoçadas, então prefira utilizar adoçantes naturais.

13. Evite ingerir suco

Até há um tempo atrás, os sucos, neste caso os naturais, eram considerados preparações saudáveis por serem feitos da polpa da fruta ou da própria fruta. Porém, sabemos que hoje não é bem assim.

Os sucos, mesmo sendo naturais, não são saudáveis e, por isso, retirá-los da alimentação é uma ótima estratégia para o emagrecimento saudável.

Primeiramente, os sucos não são saudáveis porque, quando são preparados, geralmente são coados retirando todo o seu teor de fibras, sobrando apenas a frutose que é o carboidrato natural da fruta.

As fibras têm uma função de extrema importância nas frutas porque elas contrabalanceiam com a frutose, ou seja, ajudam a controlar a absorção da frutose.

Além disso, além de os sucos quando coados ficarem só frutose, para completar ainda são adoçados e isso torna essa preparação mais prejudicial.

Portanto, o ideal é não ingerir sucos naturais e nem mesmo os industrializados como os sucos de garrafa e os de caixa, sem falar nos refrescos em pó. Os sucos industrializados também são prejudiciais por serem ricos em açúcar, conservantes e outros aditivos artificiais.

Suco de frutas pode não ser tão bom quanto parece

Isso que nem estamos falando dos sucos industrializados de caixinha que possuem pouquíssimo de polpa de fruta e quantidades estrondosas de açúcar, mais até que um copo de refrigerante.

Estamos falando do suco natural! A maneira que se consome a fruta pode alterar o índice glicêmico dela, ou seja, ao fazer o suco estamos aumentando o seu índice glicêmico já que grande parte das fibras são perdidas.

O ideal é consumir as frutas *in natura*, pois assim conservamos as fibras. Portanto quanto mais casca e bagaço melhor.

14. Aposte no suco verde

Esse suco ganhou fama depois de entrar no cardápio de várias celebridades. O suco verde, também chamado de suco detox, desintoxica e desinflama o organismo. Faz isso por ajudar o fígado a eliminar as impurezas, bem como o intestino e o rim, fazendo com que todo o inchaço causado pelo mal funcionamento do intestino e o acúmulo de líquidos no corpo sejam eliminados.

Essa limpeza no organismo melhora também o seu metabolismo e te dá mais energia, ajudando a eliminar o excesso de gorduras.

Quer incluir o suco verde no cardápio? Não existe uma única receita. Os ingredientes do suco verde podem variar de acordo com seu gosto e alimentos disponíveis, mas inclua a couve, o principal elemento do suco. Basta usar a criatividade e experimentar novas combinações e sabores.

Algumas sugestões de suco verde são:

Suco 1: couve + limão + pepino japonês com casca + 1 maçã com casca e sem sementes + 1 punhado de folhas de hortelã.

Suco 2: 1 folha de couve + 1 cenoura com casca + 1 pera média com casca e sem semente + gengibre + limão.

Suco 3: Folha de couve + 1 maçã com casca e sem semente + 1 cenoura + 1 punhado de salsinha + 1 colher de sopa de linhaça ou de chia hidratada + limão + água de coco.

Para emagrecer o ideal é tomar um copo do suco feito com folhas verdes, frutas, legumes, brotos ou sementes pela manhã, em jejum. Pois é o horário em os nutrientes são absorvidos mais facilmente.

15. Evite os alimentos industrializados

Os alimentos industrializados não são muito recomendados para quem está em processo de emagrecimento. São produtos ricos em aditivos que prejudicam a perda de peso.

Um desses aditivos são os açúcares e, como vimos, os açúcares estimulam o aumento de peso. Porém, tome cuidado. Nem sempre o açúcar aparecerá com esse nome nos rótulos. Você pode encontrar com os seguintes nomes: sacarose, xarope de glucose, xarope de milho, maltose, melaço, açúcar invertido, açúcar líquido, entre vários outros.

Outro aditivo prejudicial presente nos produtos industrializados são as gorduras trans. Já vimos que esse tipo de gordura é totalmente prejudicial.

Mais um aditivo é o sódio. Geralmente os produtos industrializados contêm muito sódio adicionado e, em excesso, aumenta a retenção hídrica, além de deixar o organismo propício ao aparecimento de doenças com a hipertensão arterial. Por isso, fique de olho na quantidade de sódio dos produtos industrializados, inclusive os que são doces, pois até mesmo estes produtos contêm sódio.

Outros aditivos como os conservantes também são prejudiciais. Estes aditivos estão relacionados com o aparecimento de diversas doenças e também intoxicam o organismo prejudicando o processo de emagrecimento.

Coma comida de verdade

Que a industrialização trouxe muitos benefícios para nós, isso é inegável, porém, com ela, veio também a onda das comidas industrializadas. Estas, no início, serviam para nos oferecer praticidade, mas com o boom das indústrias alimentícias, novos produtos foram e continuam sendo criados com altas doses de substancias prejudiciais, tais como conservantes, corantes, realçadores de sabor.

Para emagrecer e ter saúde, evite os alimentos processados e com produtos químicos artificiais. Qualquer coisa que acelere o processo no qual o organismo digere os carboidratos é ruim para a dieta, e qualquer coisa que o retarde é boa. No caso dos alimentos processados, a digestão começa ainda mais cedo, bem antes de o alimento chegar às prateleiras dos supermercados. Por exemplo, um pão de forma branco fatiado. Primeiro, retira-se do trigo o farelo e as fibras. Depois, o trigo é processado e transformado em farinha branca, ainda mais refinada. Uma vez ingerido, a ação no estômago é rápida. Uma fatia de pão branco chega na corrente sanguínea com o mesmo impacto de uma colher de açúcar branco!

Priorize os alimentos naturais

Os alimentos naturais, indiscutivelmente devem fazer parte das estratégias alimentares para o emagrecimento saudável e também para uma alimentação em geral.

Os alimentos naturais são ricos em nutrientes dos quais o organismo necessita para o seu bom funcionamento. O organismo precisa estar bem nutrido para que o processo de emagrecimento possa ocorrer de forma eficaz.

Além disso, os alimentos naturais são livres de toxinas encontradas, por exemplo, em produtos industrializados. As toxinas prejudicam o funcionamento adequado do organismo e prejudicam também o processo de emagrecimento. Mas para que os alimentos naturais sejam livres de toxinas o recomendado é que você consuma alimentos naturais que sejam orgânicos, pois são livres de agrotóxicos e outros produtos químicos.

Os alimentos naturais também ofertam muitas fibras, alguns são poucos calóricos e vários são diuréticos e já vimos que todas essas propriedades ajudam o corpo a emagrecer.

16. Regule a quantidade das suas refeições

A quantidade do que você come também pode influenciar no seu peso. Claro que apenas reduzir a quantidade das suas refeições e não priorizar a qualidade do que você consome não vai fazer você emagrecer.

O recomendado é você controlar a quantidade das refeições fracionando em porções menores ao longo do dia e, ao mesmo tempo, se preocupar com a qualidade dos alimentos e das preparações.

Nem sempre é fácil controlar a quantidade do que se come de uma hora para outra, principalmente para quem come um volume grande nas refeições. Você pode fazer isso gradualmente, ou seja, a cada dia reduza um pouco a quantidade até você atingir um volume aceitável a fim de que você se sinta satisfeito e não sinta fome.

Em nenhum plano alimentar para emagrecimento é recomendado você passar fome. A perda de peso não deve ser um sacrifício, mas um processo que gera adesão de forma que ninguém sinta pesado de fazer a ponto de desistir.

Outra estratégia para controlar a quantidade do que você come é montar o seu prato no fogão mesmo e não dispor os alimentos na mesa. Além disso, evite comer em frente a distrações como celular, computador, televisão e outras distrações. Isso pode levar você a perder a noção da quantidade consumida e diminuir a saciedade. Quando você come se distraindo, seu cérebro não recebe a informação de que seu organismo já está saciado e a tendência é você comer mais. Por isso, faça suas refeições em local apropriado e tranquilo para que você coma apenas o necessário e a saciedade ocorra de forma mais rápida.

Portanto, se preocupe conjuntamente com a qualidade da sua alimentação e também com a quantidade.

17. Coma de 3 em 3 horas

O hábito de fazer pequenas refeições de três em três horas ajuda a emagrecer. Isso faz com que o metabolismo se mantenha ativo e que você chegue com menos fome à refeição seguinte. Além de reduzir aquele petisquinho calórico durante o dia e diminuir a ansiedade e a compulsão alimentar.

Vale até programar a próxima refeição no despertador do celular. Só não vale exagerar na quantidade e valor calóricos dos alimentos consumidos. Os alimentos ingeridos devem ser saudáveis e leves para não ter o efeito oposto.

A ciência confirma que um número maior de refeições é um recurso que dá resultados, pois deixa a pessoa sempre satisfeita, sem fome, o que reduz a probabilidade do que se convencionou chamar de farra alimentar, que destrói qualquer dieta.

Por isso, alterne as refeições maiores com os lanches, com cerca de 3 horas de intervalo, evitando assim ficar com fome.

Não fique com fome

Ficar muito tempo sem comer faz com seu corpo economize calorias, assim você acaba gastando menos do que deveria para fazer a mesma atividade.

Se você está com fome e não se alimenta logo, você acaba compensando tudo na próxima refeição. Por isso, o ideal é fazer pequenas refeições durante o dia, como a cada 3 horas e ter sempre a mão opções saudáveis para saciar a fome como castanhas, frutas in natura, frutas secas, iogurte desnatado, entre outros.

Ficar com fome também traz outro problema: quando vai fazer compras no supermercado ou um passeio no shopping, corre sério risco de dar vontade de voltar a comer bobagens e guloseimas, colocando seu projeto de emagrecimento em risco.

18. Comece as refeições pela salada

Outra boa estratégia para o emagrecimento saudável e já bem conhecida, mas que é bastante eficaz, é iniciar as refeições pela salada. Estas preparações, como já vimos, são menos calóricas e são ricas em fibras.

Sabemos que as fibras são substâncias que ajudam a dar mais saciedade. Com isso, ao consumir primeiramente a salada, a tendência é você comer menos dos outros alimentos que compõem a refeição. Com isso, consequentemente você consumirá menos calorias.

Mas fique sempre atento ao modo de preparo das saladas. Já vimos como esse tipo de preparação deve ser feito incluindo hortaliças e adicionando molhos caseiros feitos por alimentos naturais.

Regule os horários das refeições

Regular os horários das refeições também é importante para o emagrecimento saudável. Essa estratégia faz com que o metabolismo se adapte durante esse processo.

Manter horários fixos para se alimentar faz com que o corpo mantenha um ritmo de trabalho que é quebrado quando você come em horários irregulares e isso pode ser prejudicial para o corpo quando relacionado ao emagrecimento.

Isso não quer dizer que você deve comer apenas de 3 em 3 horas, mas sim em horários que se adaptam à sua rotina, mas que sejam regulares.

Outra questão é que quando você come em horários irregulares geralmente acaba deixando de fazer uma ou outra refeição. Isso pode impactar na perda de peso porque, quando você pula uma refeição, pode acabar descontando na refeição seguinte comendo em maior quantidade e até ingerindo alimentos que porventura não eram para estar na sua dieta por serem, digamos, de maior saciedade ou até não saudáveis.

Por isso, o certo é não somente estabelecer horários fixos para se alimentar, mas também porcionar as refeições em pequenos volumes de forma que você esteja sempre alimentado sem necessariamente estrapolar na hora de comer.

Manter o corpo sempre alimentado também ajuda a manter o metabolismo em constante funcionamento, o que pode contribuir de forma significativa para a perda de peso também.

19. Troque a margarina pela manteiga

Como vimos, a margarina é considerada um tipo de gordura prejudicial para a saúde, pois é rica em gordura trans. Por isso, o indicado é você trocar a margarina por outra opção, neste caso, a manteiga. Apesar de ambas serem calóricas, a manteiga não é prejudicial como a margarina, desde que consumida sem exageros, é claro.

A manteiga é um produto de origem animal fonte de gordura saturada. É feita do leite e, por isso, contêm nutrientes, ao contrário da margarina. Pode ser uma boa estratégia para quem quer perder peso pois, como vimos, as gorduras ajudam a deixar a digestão mais demorada garantindo maior saciedade.

Você deve estar se perguntando o porquê da indústria utilizar as gorduras trans, apesar de seus comprovados riscos à saúde. A resposta é bastante simples: elas custam menos, e o processo de hidrogenação melhora a textura e o sabor do alimento.

E o mais importante para um alimento industrializado: as gorduras trans prolongam o tempo de prateleira do produto.

Porque a margarina faz mal à saúde?

Se a gordura trans é prejudicial ao organismo, mas nem todas as margarinas apresentam ácidos graxos trans em sua composição, isso significa que nem toda margarinas faz mal à saúde, correto? Não exatamente.

A margarina faz mal principalmente porque contém gordura trans, mas não apenas por este motivo.

O processo de múltiplas etapas para a fabricação do alimento envolve, o uso de solvente químico, metal catalisador, emulsificantes, espessantes, corantes (lembre-se de que a margarina é naturalmente acinzentada) e uma série de outros produtos químicos que estão longe de torná-la um produto saudável.

Isso sem contar que, com a recente "demonização" das gorduras trans, muitos fabricantes de alimentos foram obrigados a recorrer a outro mecanismo para continuar fabricando margarina com a mesma textura e sabor que conhecemos hoje.

Conhecido como interesterificação, o processo, ao contrário da hidrogenação, não altera o grau de saturação dos ácidos graxos – ou seja, ele não leva à formação de gorduras trans.

Além de conter resíduos de produtos químicos e compostos oxidantes (conhecidos como radicais livres) que danificam as células, a margarina interesterificada ainda pode causar uma série de complicações.

Um estudo publicado na revista Nutrition and Metabolism demonstrou que a gordura interesterificada altera o metabolismo e aumenta em até 20% a taxa de glicose no sangue. Ou seja: trocar a margarina com gordura trans pela margarina interesterificada não parece trazer quaisquer vantagens.

Isso nos leva a concluir que a margarina faz mal por ser um produto altamente manipulado e totalmente artificial, que altera o metabolismo e predispõe o organismo a uma série de doenças. Na realidade, embora contenha muitas vezes vitaminas, ácidos graxos do tipo ômega 3, azeite e outros ingredientes "saudáveis", ela não deveria estar diariamente presente na mesa de boa parte da população brasileira. Portanto, se você quer emagrecer com saúde troque a margarina pela manteiga.

20. O que você precisa saber sobre o Glúten

Glúten é uma proteína encontrada na maioria dos produtos com base de trigo. Ele é uma proteína forte que faz o pão crescer e dá elasticidade à massa de pizza. Sabe o pão delicioso e quentinho que vem em uma cesta nos restaurantes? Ele é mais saboroso quando é macio por dentro e tem uma casca crocante, certo? Esse centro macio deve-se ao glúten.

Sua reação, entretanto, é um maior desejo de comer, e um desejo de comer mais produtos ricos em glúten, como pães, sobremesas, doces, cereais e massas. E comer muito desses produtos pode te fazer engordar. Esses alimentos são ricos em açúcar e não são exatamente opções pouco calóricas. Calorias demais equivalem a peso extra! Não é o glúten que faz a pessoa engordar. É o consumo em excesso de alimentos altamente calóricos como pão francês e macarrão. Muitas pessoas simplesmente têm uma reação mental a esses alimentos. Elas comem um pedaço de doce e querem outro. Elas comem uma fatia de pizza e querem pizza no dia seguinte. A intolerância causa inflamação, o que em retorno faz com que seu corpo produza o hormônio cortisol, conhecido como o hormônio do estresse. Esse hormônio é associado a uma produção maior de gordura abdominal. O cortisol também promove alimentação em excesso, o que explica por que as pessoas comem quando estão estressadas.

Então, o glúten engorda? Talvez não diretamente, mas ele certamente pode começar a reação em cadeia que te faz engordar.

Se você quer ter uma dieta sem glúten, você pode ter que fazer mudanças drásticas nos seus hábitos alimentares. Isso porque muitos alimentos que contêm glúten são alimentos que você provavelmente come todos os dias, como o pão. Eliminar o pão da sua dieta pode ser muito difícil, especialmente se você é uma das muitas pessoas que comem torradas no café da manhã, um sanduíche no lanche da tarde e uma carne com um pedaço de pão no jantar. Além do pão, você também terá que remover outros produtos da sua dieta, como biscoitos, tortas, bolos, etc. Macarrão também contém glúten, então você tem que parar de comê-lo.

Mas cuidado! Retirar o glúten totalmente só é indicado quando o médico mandar, isto é, no caso de doença celíaca ou da sensibilidade não celíaca. O mais indicado é o equilíbrio.

21. Estratégia da Substituição

Ao usar a estratégia da substituição, você pode continuar consumindo alimentos e delícias. No início perceberá que é uma das melhores estratégias de aos poucos criar o hábito de se alimentar dos alimentos mais saborosos e nutritivos e que vão ajudá-la a emagrecer em vez de retardar o emagrecimento. Vamos citar alguns exemplos práticos:

- Substitua os carboidratos ruins pelos bons. O Pão integral no lugar do pão branco. Batata-doce em vez de batata, arroz integral ou arroz selvagem no lugar do arroz branco, massa de trigo integral.

- Outras trocas saudáveis: Evite as geleias para passar no pão, pois a maior parte delas são açucaradas. O ketchup é outro exemplo, pois mesmo que você consuma pouco, está repleto de açúcar. Nesse caso, é preferível substituir por uma ou duas fatias de tomate, alface ou até mesmo pela mostarda, no caso de sanduíches.

Opte pelos integrais

As opções integrais são geralmente mais saudáveis pela maior quantidade de fibras presente nesses alimentos integrais. As fibras, como você já sabe, promovem a saciedade, controlam a absorção e o nível de glicose sanguínea, melhoram o transito intestinal e auxiliam na eliminação de toxinas.

22. Consuma alimentos fontes de proteína

Os alimentos que são ricos em proteínas também são uma estratégia para a perda de peso saudável. Isso porque são alimentos que, assim como os alimentos fontes de fibras, aumentam o tempo de digestão pelo fato de serem de digestão mais demorada.

Quando chegam ao estômago, os alimentos fontes de proteínas aumentam o tempo de esvaziamento gástrico fazendo com que a fome fique mais retardada. Isso aumenta a saciedade e também leva ao controle da ingestão alimentar. Esses eventos contribuem significativamente para a perda de peso.

Os alimentos fontes de proteínas que exercem esse efeito de digestão demorada são, principalmente, os de origem animal como ovos, carne vermelha, aves, peixes, quinoa, soja, leite, sendo estes alimentos proteicos de alto valor biológico. Escolha sempre os alimentos de uma boa fonte de proteínas, pois nem todas elas são iguais. Existem as proteínas de alto valor biológico e as de baixo valor biológico, o que pode fazer muita diferença nos seus resultados A proteína é um macronutriente essencial que deve ser ingerido diariamente para o bom funcionamento do nosso organismo. As proteínas são indispensáveis principalmente em processos de construção e reparação do tecido muscular. Uma boa fonte proteica se torna ainda mais importante para aqueles que têm como objetivo o aumento da massa muscular.

Uma das maneiras de mensurar a qualidade de uma proteína é através do seu valor biológico. O valor biológico (VB) tem relação com a capacidade do corpo de digerir, absorver e excretar determinadas proteínas. Ou seja, ele reflete a quantidade de proteínas que realmente são absorvidas e aproveitadas em funções metabólicas no nosso organismo.

Dessa forma, as proteínas de alto valor biológico são aquelas que contêm aminoácidos essenciais que são absorvidos pelo corpo e quase totalmente aproveitados, pois são mais facilmente digeridos e absorvidos através do trato gastrointestinal.

23. Cuidado com os óleos

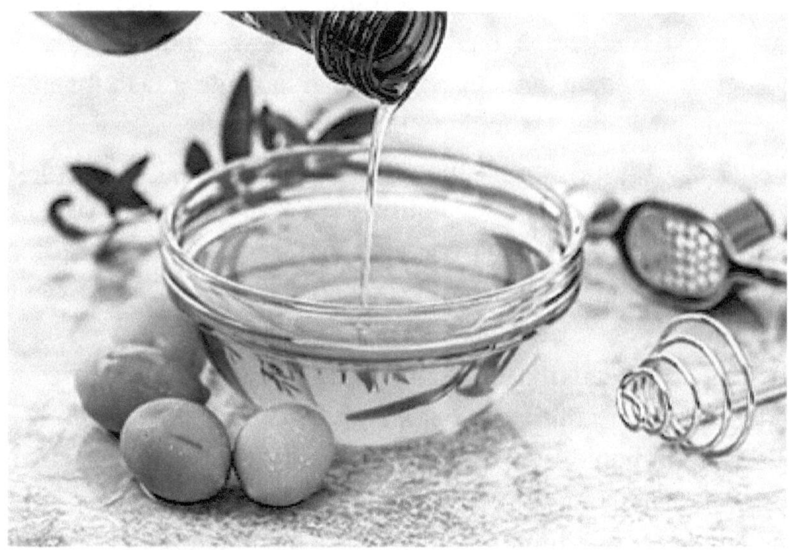

Você também deve ficar atento aos óleos. Os óleos também ajudam a emagrecer, porém, o tipo certo e a quantidade certa. Não adianta, mesmo que você troque os óleos não saudáveis por óleos saudáveis, abusar na hora de consumir.

Evite os óleos refinados como óleo de soja, de milho, de girassol, de canola, entre outros. Esses óleos são ricos em gordura trans e são altamente prejudiciais para o colesterol.

O recomendado é você optar por óleos que sejam insaturados como o azeite de oliva, como já abordamos. Os óleos insaturados são ricos em nutrientes e, apesar de serem calóricos, podem ser usados com moderação. Mas tome cuidado! O azeite de oliva ideal que preserva todos os nutrientes é o extravirgem. Não use o virgem e nem o azeite composto que é uma mistura de azeite e óleo de soja (este é o pior). Você pode utilizar o azeite de oliva extravirgem para regar saladas e para refogar alimentos. Nunca use para frituras.

Outro óleo saudável é o óleo de coco. Também é um alimento calórico, porém, é rico em nutrientes, especialmente os ácidos graxos saturados de cadeia média. Apesar de ser gordura saturada, o óleo de coco é considerado uma boa gordura justamente por causa dos ácidos graxos de cadeia média onde pesquisas indicam que esses ácidos graxos podem aumentar significativamente a taxa metabólica e, consequentemente, estimular a perda de peso.

Ao contrário do azeite de oliva, o óleo de coco é indicado para o cozimento. Você também pode utilizá-lo de outras formas como para substituir a margarina ou manteiga em receitas e também para associá-lo com outros alimentos como no caso do café, por exemplo.

O café com óleo de coco é uma boa preparação de bebida termogênica que auxilia na queima calórica. Para o preparo dessa bebida, coloque 1 colher de sopa do óleo de coco em 200 ml de café e bata bem no liquidificador ou com a ajuda de um mixer. O óleo de coco juntamente com a cafeína do café terão uma maior ação termogênica e vão estimular ainda mais a queima de calorias.

Quando você associa o consumo de óleos e outras gorduras saudáveis com a redução do consumo de carboidratos, seu organismo passa a utilizar mais as gorduras estocadas como fonte de energia gerando o emagrecimento saudável, ou seja, na forma de gordura.

24. Prefira preparações assadas, grelhadas e cozidas

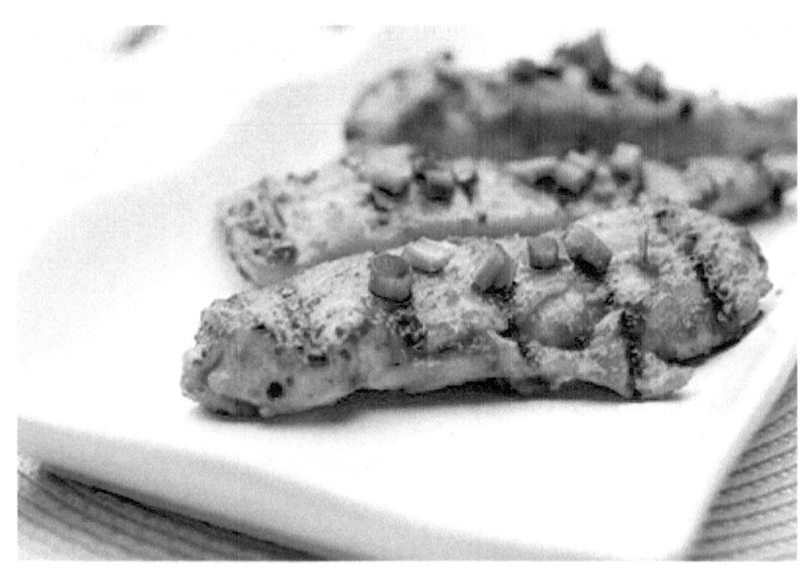

As preparações assadas, grelhadas ou cozidas são as mais indicadas para quem deseja emagrecer, e não as frituras. Porém, é preciso saber prepará-las, caso contrário, ficarão tão ruins quanto as preparações fritas.

Sabemos que as frituras são um tipo de preparação que não é considerada muito saudável. Como vimos, além de serem altamente calóricas, geralmente são feitas com óleos refinados como de soja, milho, girassol e canola e também com óleo reutilizado, o que não é nada saudável. Há, ainda, as pessoas que empanam os alimentos para depois fritá-los, o que prejudica ainda mais essa preparação.

Nos casos dos alimentos assados, grelhados ou cozidos, estas são preparações menos calóricas. Mas para que sejam dessa forma, é preciso utilizar um óleo saudável, como o óleo de coco, e de forma moderada no caso dos alimentos cozidos. Não exagere no óleo, caso contrário, não adiantará substituir as frituras por alimentos cozidos.

No caso dos grelhados e assados, caso você tenha o hábito de passar margarina por cima dos alimentos, evite, pois, como vimos, a margarina não é considerada alimento e é totalmente prejudicial para a saúde. Prefira utilizar a manteiga e em quantidade moderada.

Você pode fazer tanto a carne vermelha, quanto frango, peixe, suíno e outros tipos de carne de forma assada, grelhada ou cozida. O recomendado é variar os tipos durante a semana.

Portanto, qualquer uma dessas 3 opções de preparação que substituem as frituras, você terá feito uma ótima escolha de preparações saudáveis e de preparações que ajudam no emagrecimento.

25. Não pule o café da manhã

O café da manhã é uma refeição importante durante o dia. É com essa refeição que iniciamos o nosso período de alimentação e é através dela que começamos a nossa reposição de energia diária para realizarmos nossas atividades.

É muito comum pessoas deixarem de realizar o café da manhã seja por questão de horário, por falta de fome logo cedo, porque não gostam, por falta de tempo, ou por vários outros motivos.

Um estudo realizado nos Estados Unidos com várias pessoas que se encontravam acima do peso, seja com sobrepeso ou obesidade, apontou que quem não realiza o café da manhã tinha maiores chances de fazer escolhas alimentares não saudáveis durante o almoço. Ao contrário, as pessoas que realizavam o café da manhã escolhiam alimentos mais saudáveis na hora de almoçar.

Essa escolha não saudável feita durante o almoço pelas pessoas que não realizavam o café da manhã se dava, obviamente, por causa do aumento da fome, o que levava a escolherem alimentos ou preparações que os satisfizessem mais ou que dessem a sensação de estômago mais cheio como, por exemplo, preparações mais gordurosas.

Isso é preocupante principalmente para quem deseja ou já está em fase de emagrecimento, pois se todos os dias o indivíduo deixar de fazer o café da manhã e escolher alimentos não tão saudáveis durante o almoço, o processo de emagrecimento só tende a falhar.

Portanto, o ideal é você realizar normalmente o café da manhã. Você pode sim ficar alguma vez sem tomar café se quiser. Nesse caso, observe sua atitude no almoço de como são suas escolhas e analise sua conduta para saber se você faz escolhas mais saudáveis ou não. A partir daí, você pode corrigir alguma atitude errada que você estiver fazendo, seja em relação ao café da manhã ou em relação às escolhas alimentares do almoço.

26. Evite o efeito rebote

Algumas pessoas com excesso de peso, têm a ilusão de que, cortando o café da manhã, contribui para o emagrecimento, uma vez que, estão reduzindo a ingestão de alimentos.

O problema é que, isso ocasiona uma queda dos níveis de açúcar no sangue, causando mais fome ao longo da manhã, resultando numa enorme vontade de comer na hora do almoço carboidratos de valor nutricional questionável, exatamente do tipo que engorda.

Portanto, cortar o café da manhã não é uma boa ideia, especialmente se você está querendo emagrecer.

Existem muitas opções disponíveis, que não nos obrigam a abrir mão do café da manhã. Essa melhor distribuição da alimentação saudável ao longo do dia, especialmente se você comer coisas saudáveis a cada 3 horas, fará com que desenvolva hábitos alimentares que levarão naturalmente ao emagrecimento, sem o risco do efeito rebote.

Para exemplificar o efeito rebote no emagrecimento: Podemos comparar o corpo como uma fornalha; o cérebro é o termostato. Quando você come, seu metabolismo queima o alimento para liberar energia. Quando se ingere mais combustível do que o corpo necessita, ele é armazenado como gordura. Num regime de fome, você perde peso – no começo. Mas seu corpo logo aciona a "função crise" e abaixa o termostato, tornando mais lento o metabolismo. Você passa a ganhar peso outra vez, mesmo numa dieta de fome, e grande parte do que come é armazenado como gordura. Recupera cada quilo perdido e mais alguns. Frustrada, faz outro regime. Mas quanto mais emagrece – mais volta a engordar. Esse é o chamado efeito rebote.

É por isso que os métodos de emagrecimento rápido simplesmente não funcionam. E no nosso exemplo, cortar o café da manhã para ajudar nesse processo de emagrecimento acaba não funcionando.

Outro exemplo são os moderadores de apetite podem inibir o apetite por algum tempo, mas o corpo logo se adapta a eles e o apetite volta. Ou então seu metabolismo fica lento e você engorda do mesmo jeito. A maneira segura de emagrecer começa com um exame médico completo. O médico poderá checar se você tem problemas de saúde que poderiam tornar inviável um regime simples. Poderá também ajuda-la a fixar um alvo moderado de emagrecimento e a planejar uma estratégia para alcançá-lo num prazo razoável.

Outra sugestão é "comer devagar". Leva uns 20 minutos para o estômago indicar ao cérebro que está cheio. Portanto, comer devagar o ajudará a "comer à saciedade" não mais que isso!

Também, mude a alimentação e o estilo de vida necessário para fazer mudanças nos seus hábitos alimentares. A maioria dos nutricionistas concordam que não lhe fará mal comer um pouquinho, de vez em quando, dos alimentos que mais gosta.

Mas, se você realmente quiser emagrecer, terá de passar a gostar de alimentos mais saudáveis, como frutas, nozes, cereais integrais e hortaliças. Como alimentos variados para não ficar entediada. E principalmente, alimente-se com regularidade e nos horários adequados para evitar o efeito rebote.

27. Cuidado com as sobremesas

Sabemos que a sobremesa é algo muito comum em várias culturas alimentares e para nós brasileiros é bem comum consumirmos sobremesa, principalmente após o almoço. Porém, as sobremesas podem sabotar a dieta sem nem mesmo você perceber.

Para quem consome sobremesa, o ideal é uma opção mais leve como uma fruta ou uma preparação que não leve, principalmente, o açúcar e as gorduras trans.

No caso das frutas, estas são excelentes opções de sobremesas porque contribuem não somente para a perda de peso por serem alimentos de baixas calorias e por serem ricas em fibras, como já vimos, mas também porque são alimentos naturais que fornecem nutrientes, os quais são necessários para manter o organismo bem nutrido.

Como já abordamos, o ideal é você consumir as frutas na sua forma integral e não na forma de sucos. Dessa forma, você aproveita todos os nutrientes, principalmente as fibras, e evita consumir somente carboidratos.

Os doces em geral como chocolate ao leite, sorvetes, mousses, cremes, pavês, tortas e outros são muito comuns na sobremesa do brasileiro. Porém, para quem está em processo de emagrecimento, não são opções muito indicadas.

Geralmente consumimos sobremesas doces e, por isso, você pode substituir o açúcar dessas preparações pelos adoçantes naturais. Já falamos um pouco sobre adoçantes naturais e você pode escolher o tipo que se adeque ao seu paladar.

28. Controle as frutas de alto índice glicêmico

Existem algumas frutas que são de alto índice glicêmico e, por isso, devem ter o consumo um pouco mais controlado para quem quer emagrecer e para os diabéticos também.

Quando uma fruta ou qualquer outro alimento possui um alto índice glicêmico, significa que os carboidratos desse alimento são absorvidos de forma mais rápida. Isso é prejudicial para o peso porque, como já abordado, a glicose sanguínea aumenta rapidamente e parte dela pode ser transformada em gordura contribuindo para o ganho de peso não saudável.

Por isso, controle o consumo de algumas frutas de alto índice glicêmico como melancia, manga, uvas e algumas outras. Não significa que você vai tirar totalmente essas frutas da sua dieta, mas sim controlar durante a fase de emagrecimento. Quando você atingir o seu peso recomendado, pode incluir novamente essas frutas com mais frequência na sua alimentação.

A sequência das frutas com os maiores índice glicêmico: Melancia, melão, passas, mamão, kiwi, banana, manga, laranja, pera, uva.

O planejamento de refeições utilizando o índice glicêmico dos alimentos envolve a escolha de alimentos que se enquadram entre aqueles com baixo e médio índice. Caso você consuma alimentos com alto índice, busque adequá-lo a outros alimentos de índice menor, sempre buscando equilíbrio.

29. Priorize os alimentos de baixo a moderado índice glicêmico

O índice glicêmico dos alimentos é a velocidade de absorção com que os carboidratos presentes nesses alimentos são absorvidos. Já falamos um pouco sobre os carboidratos, dos seus tipos, qualidade e velocidade de absorção.

É importante lembrar que quanto mais baixo for o índice glicêmico de um alimento, mais lentamente os seus carboidratos serão absorvidos, e quanto maior for o índice glicêmico mais rapidamente serão absorvidos.

É por isso que em uma alimentação voltada para a perda de peso você deve priorizar o consumo de alimentos fontes de carboidratos de baixo ou até moderado índice glicêmico. Isso faz com que os carboidratos tenham a absorção um pouco mais lenta, como vimos, e, assim, evite o aumento brusco da glicose sanguínea e a consequente formação e o armazenamento de gorduras.

Existem tabelas de índice glicêmico dos alimentos que você pode encontrar disponíveis na internet para comparar os alimentos e escolher as melhores opções. Mas lembre-se que, em relação aos carboidratos, quanto mais refinado for, maior será seu índice glicêmico e quanto mais complexo e mais rico em fibras for, menor será o seu índice glicêmico.

30. Inclua ovos na sua dieta

Sabemos que, por muito tempo, o ovo foi um vilão por causa do colesterol presente na gema que supostamente interferiria nas taxas de colesterol do organismo. Porém, hoje sabemos que o colesterol pode ser afetado, principalmente, por gorduras ruins como as gorduras trans e até pelos carboidratos não saudáveis (simples ou refinados).

O ovo é um excelente alimento rico em proteínas e é indicado não somente para quem quer emagrecer, mas para a alimentação habitual.

Pode ajudar no emagrecimento justamente por causa do seu alto teor de proteínas e, como já vimos, a proteína faz com que o alimento seja de digestão mais demorada garantindo maior saciedade.

O ovo também é rico em outros nutrientes e substâncias importantíssimas para a saúde como a luteína e zeaxantina, presentes na gema e que têm papel importante para a prevenção da degeneração ocular.

Você pode incluir o ovo em todas as refeições e deve ser preparado, preferencialmente, de forma cozida. Quando optar por fritá-lo, faça isso esporadicamente e não frite com óleos refinados como o de soja. Escolha gorduras menos prejudiciais como já abordamos. Pode ser de óleo de coco, manteiga ou banha de porco.

O ideal é você optar por ovos que sejam orgânicos e não ovos de galinha de granja. Os ovos orgânicos são mais nutritivos por causa do tipo de comida consumida pelas galinhas que é mais natural, comparada à comida das galinhas de granja.

31. Faça combinação de alimentos

Combinar alimentos é uma estratégia boa que pode ajudar no emagrecimento saudável. Isso é recomendado, por exemplo, quando falamos de carboidratos, proteínas e fibras. Você pode fazer isso principalmente nos lanches.

Por exemplo, em vez de você consumir apenas uma tapioca com manteiga, você pode rechear com ovo, frango, carne e outros alimentos proteicos. Também pode associar a tapioca com alimentos ricos em fibras como as sementes. Esse é apenas um exemplo.

Essa associação aumenta o tempo de digestão por causa dos alimentos proteicos e, consequentemente, aumenta a saciedade mantendo a fome mais controlada. Essas combinações, quando incluem alimentos ricos em fibras, ajudam a reduzir o índice glicêmico da preparação. Isso é benéfico para a perda de peso porque reduz a velocidade de absorção dos carboidratos e previne o aumento brusco da glicose sanguínea e, com isso, a formação e o estoque de gorduras.

Além desses benefícios, a combinação de dois ou mais alimentos em uma preparação a deixa mais nutritiva.

32. Opte por chocolate amargo

O chocolate amargo é um alimento muito bom para quem quer emagrecer e gosta bastante de chocolate. O chocolate amargo é o mais rico em nutrientes, pois possui 100% de cacau e não carboidratos e gorduras tão prejudiciais para o peso e para a saúde, como encontrados no chocolate ao leite. Além disso, o cacau amargo contém menos calorias, algo muito importante para quem deseja emagrecer.

Como já vimos, o cacau é um alimento termogênico e é fonte de cafeína, uma substância estimulante do sistema nervoso central e que contribui para acelerar o trabalho do metabolismo, que ajuda na perda de peso.

Além disso, é rico em substâncias antioxidantes e anti-inflamatórias que também contribuem para o emagrecimento, pois ajudam a combater a ação dos radicais livres e a reduzir a inflamação do corpo, respectivamente.

No início, pode ser impactante e até difícil a mudança do chocolate ao leite para o chocolate amargo, porém, o ideal é que essa mudança seja feita de forma gradual até que você se acostume. Para essa transição, você pode começar consumindo chocolate 50% cacau, e depois ir evoluindo para 60%, 70%, 80% até chegar no chocolate amargo. Dessa forma, é mais fácil você se acostumar com a mudança.

Você pode consumir o chocolate amargo em barra ou utilizá-lo para outras preparações que sejam saudáveis e visam a perda de peso, é claro.

Benefícios do chocolate

Essa definitivamente é uma maneira diferente de emagrecer. Tanto se ouve falar que o doce deve ser evitado, mas saiba que em quantidades moderadas, ceder àquela vontade loucas de comer um chocolate pode ser um jeito de perder peso.

O consumo saudável de chocolate ajuda a saciar a vontade de comer um doce, evita aquela famosa chutada de balde na dieta e ajudar na sensação de saciedade. Segundo pesquisa feita pelo Departamento de Ciência do Alimento e Biotecnologia da Universidade de Chung Hsing, em Taiwan, os ácidos fenólicos presentes no cacau são responsáveis pela ação emagrecedora.

A escolha mais saudável é o chocolate amargo, que além de matar a vontade de comer doce, possui maior concentração de cacau e por isso possuem mais flavonoides, que são compostos antioxidantes e ajudam na perda de peso.

Mas lembre-se, a maioria dos chocolates do mercado são açúcar puro, vá nas marcas confiáveis e com 70% de cacau, que são os mais saudáveis.

33. Não consuma alimentos light e diet

Os produtos alimentícios light e diet são produtos onde há redução ou retirada, respectivamente, de algum componente geralmente considerado não saudável como o açúcar e a gordura, por exemplo.

Porém, esses produtos na verdade não são considerados saudáveis. Isso porque quando um componente é reduzido ou retirado geralmente outro ingrediente é aumentado. Por exemplo, um chocolate light que tem redução de açúcar pode ter a quantidade de gorduras trans aumentada, o que torna esse produto com uma composição ruim e, com isso, se torna prejudicial.

Além disso, os produtos diet que geralmente de sabor doce, mas que não tem açúcar na composição, têm adoçantes artificiais adicionados tornando-o totalmente prejudiciais e já vimos que os adoçantes artificiais não são muito indicados para o consumo.

É importante lembrar que nem sempre você encontrará escrito nos produtos a palavra diet quando se referir ao açúcar. Também pode aparecer "zero açúcar" ou "sem açúcar". Se você consome produtos industrializados, em vez de comprar produtos sem açúcar, você pode preferir produtos que sejam com baixo teor de açúcar ou que sejam adoçados com adoçantes menos prejudiciais como o esteviosídeo (estévia).

Por vezes, um produto alimentício comum pode ser menos prejudicial do que um produto light ou diet. Por isso, fique de olho nos rótulos para comparar a quantidade de cada ingrediente nos produtos comuns e nos produtos dietéticos.

O que mais você precisa saber sobre produtos "Diet" e "Light"

As prateleiras dos supermercados estão cheias de alimentos chamados light, diet, zero, que se vendem mais saudáveis do que os tradicionais, mas será que são?

Os produtos diet ou light foram desenvolvidos para atender pessoas que tem restrição médica a alguma substância e não para emagrecer como são anunciados para o público.

A maioria desses alimentos ditos "saudáveis" não são. Eles tendem a serem altamente processados e carregados de adoçantes e sódio.

Portanto, se você busca perder peso, uma das 120 maneiras diferentes de emagrecer é optar pelas versões tradicionais e não as diet ou light.

34. Faça marmitas fitness

As marmitas fitness são uma excelente opção para quem está em processo de emagrecimento, mas que precisa fazer suas refeições fora de casa. Essa é uma boa alternativa para você consumir refeições balanceadas de acordo com as suas necessidades fora de casa e sem sair da dieta.

Nas marmitas fitness você pode incluir todos os alimentos recomendados para o emagrecimento, seja nas grandes refeições (café da manhã, almoço e jantar) ou nas pequenas refeições (lanches).

Além da qualidade alimentar, você precisa atentar para a quantidade da refeição da sua marmita para que também seja equilibrada.

O ideal é preparar as marmitas pouco antes de você sair. Como isso requer mais tempo, você pode deixar algumas coisas já preparadas no dia anterior como no caso das saladas, por exemplo. Outra estratégia é congelar todas as suas refeições da semana de forma porcionada e retirar somente o que você vai consumir no dia seguindo o seu cardápio para emagrecer. Essa é uma excelente estratégia para manter a dieta sem fugir dela por causa de falta de tempo.

Tenha cuidado também com a forma de transporte e armazenamento da sua marmita. O ideal é transportar em bolsa térmica para manter sempre a temperatura adequada e prevenir a contaminação alimentar.

Se você não quiser utilizar marmita, você pode comer fora de casa mas em lugares que atendam as suas necessidades de acordo com a sua dieta. Por isso, opte por locais que sejam self service onde você possa balancear suas refeições em termos de qualidade e quantidade e opte por locais que vendam opções de lanches mais saudáveis também.

35. Faça um planejamento de cardápio

O planejamento de cardápio é muito importante para quem vai entrar na fase de emagrecimento. Planejar o cardápio seja diário, semanal, quinzenal ou mensal ajuda a manter a disciplina e o foco da dieta e proporciona um emagrecimento saudável.

Planejar o que você vai comer ajuda, primeiramente, na questão das compras, pois você já sabe o que precisa para preparar suas refeições. Além disso, planejar o cardápio ajuda a poupar tempo que é um fator muito importante para quem vai iniciar o emagrecimento, pois muitas pessoas têm o dia bem corrido e necessitam de tempo para preparar as refeições. Por isso, um cardápio já montado ajuda na preparação das refeições sem gastar muito tempo.

Outro ponto é que com um cardápio em mãos seguindo-o corretamente, você evita que você mesmo sabote a sua dieta, ou seja, você deixa de consumir preparações que poderiam prejudicar o andamento da sua dieta que seriam consumidas por serem mais práticas de serem feitas poupando, assim, teoricamente mais tempo.

Para um cardápio correto que ajuda perder peso, o certo é você procurar a ajuda de um profissional nutricionista que tem a formação adequada para elaborar um cardápio de acordo com as suas necessidades.

36. Faça preparações simples e práticas

Muitas pessoas que vão iniciar o processo de emagrecimento ou já estão nessa fase têm problemas para preparar suas refeições por causa do tempo que, às vezes, é bem apertado.

Nesse sentido, o recomendado é elaborar preparações que sejam simples e práticas que devem fazer parte do cardápio para emagrecer, assunto abordado mais detalhadamente no item anterior.

Evite preparações que dependem de mais tempo ou de muitos ingredientes. Esses tipos de receitas geram não somente mais gasto de tempo, mas de dinheiro também.

Isso não significa que em nenhum momento você não irá preparar um prato mais elaborado, mas, no dia a dia, a ideia é fazer pratos mais práticos para poupar tempo mesmo. Você pode fazer pratos mais elaborados uma vez por semana e em dias de mais disponibilidade de tempo como no final de semana.

37. Faça pratos coloridos

No processo de emagrecimento saudável é importante você também elaborar pratos mais coloridos. Uma refeição com uma variedade maior de alimentos oferta ao corpo muitos nutrientes e um corpo bem nutrido facilita o processo de emagrecimento.

Além disso, uma refeição colorida oferta muitas substâncias antioxidantes e já vimos que essas substâncias combatem a ação de compostos maléficos ao organismo, os radicais livres, que causam muitos danos, inclusive para o peso.

Uma refeição mais colorida também oferta um menor teor de calorias e uma maior quantidade de fibras, já que é composta, em sua maioria, por alimentos como frutas, verduras e legumes, fatores importantes para a perda de peso saudável.

Além de a refeição ser colorida, é importante que seja composta por alimentos orgânicos que são livres de compostos químicos como os agrotóxicos e pesticidas que tanto fazem mal para a saúde.

Portanto, seu prato precisa ter alimentos de cores amarelo, alaranjado, vermelho, roxo, verde e marrom. Cada cor dos alimentos oferta em conjunto vitaminas e minerais, além de substâncias antioxidantes específicas.

38. Fique longe das frituras

Os óleos vegetais, como óleos de soja, milho, girassol, canola quando utilizados para a fritura são extremamente prejudiciais à saúde. Em altas temperaturas, os óleos vegetais sofrem oxidação e hidrogenação parcial e se transformam em gordura trans.O óleo reutilizado sucessivamente nas frituras transforma-se em gordura transaturada, a famosa *gordura trans*, substância diretamente relacionada às doenças cardiovasculares e hipertensão. Em casa, além de evitar a fritura, jamais reutilize o óleo para outros alimentos. Os alimentos fritos apresentam características inflamatórias, que causam o acúmulo de gordura abdominal e resistência à insulina. Tais fatores aumentam a sensação de cansaço e falta de energia, além de prejudicar a absorção ideal de nutrientes e até mesmo a inteferir na fertilidade.

Até mesmo os óleos vegetais mais caros e de boa qualidade acabam se transformando em gordura ruim quandos submetidos às altas temperaturas. Por isso, além de prestar atenção no óleo utilizado, se for realmente necessária a fritura para o preparo da receita, procure deixar os alimentos pelo menor tempo possível sob esse tipo de cozimento.

Corte as frituras de vez da sua dieta

As frituras são um tipo de preparação não muito indicadas para a alimentação habitual e nem para dietas de emagrecimento.

Geralmente, as frituras são feitas com óleos vegetais refinados como óleo de soja, milho, girassol e canola. Sabemos que esses óleos são altamente prejudiciais por serem ricos em gorduras trans. Além disso, as frituras são preparações altamente calóricas.

Muitas frituras também são feitas com óleos reutilizados, principalmente frituras de estabelecimentos como lanchonetes, restaurantes, etc. Não é indicado reutilizar óleo para frituras porque o reuso de óleo aumenta a formação de uma substância conhecida como acroleína que está ligada à irritações no sistema digestivo e ao aparecimento de câncer.

Para um emagrecimento eficaz, o intestino precisa estar em bom funcionamento para que a absorção dos nutrientes não fique prejudicada. Por isso, não utilize óleo usado mais de uma vez e nem misture óleo novo junto com o óleo velho.

Em situações de fome onde não há muitas opções de lanches ou outros alimentos, se você estiver em um local onde há opções mesmo que não sejam tão saudáveis como um pastel, por exemplo, opte por versões assadas em vez de fritas, ou seja, se você for escolher um pastel, opte por um que seja assado e não frito.

Mesmo as frituras não sendo tão saudáveis, isso não quer dizer que você nunca mais deve comer frituras. Você pode consumir sim, porém, desde que seja de forma esporádica e em casa e não na rua. Ao fritar algum alimento, opte por óleos ou gorduras não prejudiciais como óleo de coco, manteiga e banha de porco.

39. Beba no mínimo 2 litros de água durante o dia

A quantidade de água recomendada necessária varia entre 2,0 e 2,5 litros por dia, dependendo da sua rotina e calor do ambiente.

Beber líquidos durante o dia, especialmente antes e entre as refeições ajuda a diminuir a fome. A ingestão de água também reduz a retenção de líquidos e a eliminação de toxinas que prejudicam o emagrecimento.

Não precisa beber somente água. Água de coco, sucos naturais sem açúcar, chás sem açúcar também valem. Fique longe de refrigerantes, sucos de caixinha, achocolatados e bebidas alcoólicas.

Beba água antes das refeições

Beber água antes das refeições enche o estomago, que então manda a mensagem de saciedade para o cérebro, com isso você come menos nas refeições. Isso foi comprovado em uma pesquisa da Universidade Virginia Tech, nos Estados Unidos, no qual mostrou que esse hábito reduz o consumo de cerca de 70 a 90 calorias por refeição.

Por isso, tome um ou dois copos de água, aproximadamente 30 minutos antes do almoço e jantar.

Beber água diariamente

A água hidrata o organismo agindo como uma vassoura que joga para fora as toxinas. A quantidade diária ideal de água está entre 2 e 2,5 litros. Se você tem dificuldade para beber água por esquecimento ou não gostar dela, deixe lembretes em seu computador, ou então, faça download de aplicativo para água em seu celular. Outro truque para manter o corpo sempre hidratado é sempre ter uma garrafa de água por perto.

Beber mais água e líquidos diuréticos

Beber de 2 a 2,5 litros de água diariamente é um hábito que infelizmente muitas pessoas não tem. A água hidrata o organismo por inteiro, inclusive facilitando o sistema intestinal. Outros benefícios da água é turbinar o metabolismo, fazendo a queima de gordura ser mais rápida, porque a água é termogênica. Outro hábito saudável para você incorporar a dieta é consumir líquidos diuréticos para combater a retenção hídrica. Os chás verde e de hibisco e as águas saborizadas com ingredientes termogênicos como o limão e o gengibre são ótimos exemplos.

Água antes de comer

Ainda falando de líquidos, beber 2 copos de água 1 hora antes das principais refeições e antes dos lanches intermediários ajudam você a segurar a onda para não exagerar na comida. Beber água gelada é uma dica interessante, pois, assim aumenta o poder termogênico do líquido.

Beba água gelada

A água gelada também é uma forma de ajudar no emagrecimento saudável porque pode contribuir consideravelmente para que o corpo perca peso queimando mais calorias. Além disso, a água é uma substância natural e nós seres humanos necessitamos para a nossa sobrevivência.

Assim como os alimentos termogênicos, a água gelada também causa um efeito termogênico no organismo. Para que você entenda, a temperatura do corpo é diferente da temperatura da água gelada. Quando esta é ingerida, o corpo trabalha mais para tentar normalizar a temperatura da água com a dele, ou seja, o metabolismo corporal fica mais acelerado e trabalha mais. Com isso, ocorre significativo gasto de energia e, consequentemente, a perda de peso.

Você pode beber a água gelada logo pela manhã em jejum, antes das refeições, cerca de 30 minutos antes, ou também pode ingerir em qualquer horário do dia entre as refeições. Evite ingerir água junto com as refeições para que o processo digestivo não fique prejudicado.

Ressalvas com a água gelada: Tenha moderação e bom senso, pois o abuso e excesso podem causar: dor de garganta, constipação, dor de cabeça e dor abdominal.

40. Vitaminas saudáveis

Outra estratégia que ajuda a perder peso com saúde, especialmente quando você não têm muito tempo disponível, pela correria do dia a dia, é fazer vitaminas saudáveis que emagrecem. São fáceis de preparar, em média levam apenas 5 minutos, e você poderá colocar vários alimentos com muitos nutrientes.

Um dos benefícios das vitaminas é que elas proporcionam a sensação de saciedade. Como se tudo isso não fosse suficiente, também podem ter o sabor de uma sobremesa de restaurante cinco estrelas.

Invente suas próprias misturas usando leite desnatado, iorgute light de baunhilha, whey e gelo, como ingredientes principais. A aveia e as frutas são ótimos acréscimos, assim como uma colher de manteiga de amendoim. Junte todos os ingredientes no liquidificador e bata bem. Para obter um volume extra, acrescente mais gelo.

Além de nutritiva e saudável, as vitaminas vão lhe proporcionar saciedade pelas próximas horas, inibindo a vontade de beliscar ou comer outras "coisas" não-saudáveis e fora de hora, sendo uma aliada na meta de perder peso de forma saudável.

As vitaminas feitas com mistura de alimentos saudáveis podem substituir refeições e ser lanches extraordinários, para sua saúde e na redução do peso.

41. Reduza a gordura na barriga

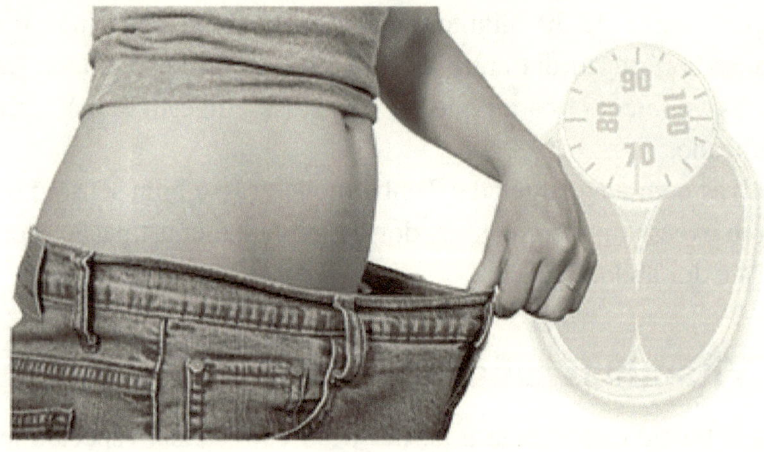

A gordura na barriga, a que aumenta a cintura, é a mais perigosa, entre todas as gorduras que estão presentes no corpo. Eliminá-la corresponde a mais tempo de vida. Como essa gordura estabelece uma "via expressa" para o coração e outros órgãos importantes, ela pode matar.

Se este for o seu problema, seguem 9 alimentos que têm ação direta na região abdominal: amêndoas e outras nozes, aveia, azeite, espinafre, frutas vermelhas, feijão, ovos, cereais integrais.

Estes alimentos aumentam a potência das proteínas das substâncias naturais que queimam a gordura, e a protegerá de muitas doenças.

Mas, para reduzir a gordura na barriga de forma efetiva, são necessários também os exercícios abdominais. Os músculos abdominais trabalhados deixam qualquer uma com uma ótima aparência e causam admiração. Isso acontece porque passa a imagem de uma pessoa disciplinada, motivada, confiante e principalmente saudável!

Exercícios abdominais de 30 minutos e 3 vezes por semana, são suficientes, mas é preciso ter acompanhamento e orientação direta de profissionais habilitados, pois cada pessoa tem suas particularidades e necessidades específicas.

I.M.C. – Índice de Massa Corpórea

Pegue a fita métrica e meça a cintura. Se você for mulher, com circunferência abdominal acima de 88 cm ou homem com mais de 102 cm, preste atenção.

Tradicionalmente, o grau de obesidade é medido pelo Índice de Massa Corpórea, calculado dividindo-se o peso pela altura elevada ao quadrado (IMC = Peso/ altura x altura).

IMC abaixo de 18,5 kg/m2 caracteriza desnutrição; entre 18,5 e 24,9 é a faixa do peso saudável; entre 25 e 29,9 a do excesso de peso; 30 ou mais a da obesidade.

Diversos estudos demonstraram que pessoas obesas (IMC > 30) apresentam mortalidade mais elevada do que as de IMC dentro da normalidade (entre 18,5 e 24,9). No outro extremo, quando o IMC cai abaixo de 18,5 a mortalidade volta a aumentar.

Medida cintura e quadril

A medida da cintura e sua relação com o tamanho do quadril é um dos meios mais precisos de determinar os riscos à saúde. É considerado tão importante quanto o I.M.C. porque considera a gordura visceral, a gordura que estufa a barriga.

Para fazer o cálculo, meça a cintura na altura do umbigo e tire a medida dos quadris no ponto mais largo, em torno das nádegas. Divida o resultado que encontrou para a cintura pela medida dos quadris.

Por exemplo, se seus quadris têm 101 cm e a cintura no nível do umbigo mede 97 cm sua proporção cintura-quadril é 0,96 ou seja (97/101 = 0,96). Não chega a ser ruim, mas não é o ideal. Seu objetivo deve ser uma proporção cintura-quadril de 0,92 ou mais baixa.

Porque a gordura visceral é mais perigosa que a subcutânea?

O motivo é porque ela libera mais substâncias inflamatórias do que a gordura subcutânea, abrindo espaço para doenças. Ela se acumula entre os órgãos abdominais, está diretamente relacionada a alterações nos fatores de coagulação, favorecendo os quadros de aterosclerose e trombose e também ao aumento da resistência à insulina, aumentando assim o risico de desenvolver diabetes.

A gordura visceral atua também na resistência à leptina, hormônio fundamental para a saciedade e o controle do peso corporal.

42. Nutricosméticos e Nutraceuticos

Os nutricosméticos, também conhecidos como "cápsulas da beleza" possuem ações específicas para cuidar da pele, do corpo ou dos cabelos. E o principal: são práticos. Alguns são indicados para auxiliar na queima de gordurinhas e redução medidas.

Os nutricosméticos não têm contra-indicações, pois são suplementos nutricionais para auxiliar no aporte de nutrientes para partes específicas do corpo humano.

Nutricosméticos: surgiram com o conceito de nutrir a pele de dentro para fora por meio da ingestão de cápsulas e sprays da beleza ricos em propriedades antioxidantes e com vitaminas B, B5, H, C e E, coenzima Q10, chá verde, isoflavonas e colágeno hidrolisado entre outras substâncias. Seu uso gradativamente melhora a função orgânica do organismo, sendo benéfica ao nosso metabolismo.

Nutracêuticos são alimentos ou parte dos alimentos que apresentam benefícios à saúde, incluindo a prevenção e/ou tratamento de doenças. Podem abranger desde os nutrientes isolados - passando por suplementos dietéticos - até produtos projetados, produtos herbais e alimentos processados.

Conhecidos como pílulas da beleza, os nutricosméticos são suplementos orais (em geral, cápsulas) que tem como função nutrir o corpo, trazendo beleza e vitalidade, de dentro para fora. São feitos para fornecer compostos essenciais para atuar na beleza da pele, cabelos, unhas, combate à celulite e emagrecimento definitivo. Em geral, eles são compostos de vitaminas, antioxidantes, termogênicos e outros ativos com diferentes finalidades.

Na pele, atuam prevenindo contra o envelhecimento precoce. Nem sempre a flacidez está associada ao tônus muscular. Neste caso, uma suplementação com os nutrientes adequados irá acentuar a saúde e beleza da pele.

Nos cabelos e unhas, formados por uma proteína fibrosa chamada queratina, eles atuam nessa proteína, fazendo as unhas ficarem mais rígidas e os cabelos mais flexíveis, dando a sensação de maciez que você precisa para ficar mais bonita.

Nas gorduras corporais, eles atuam melhorando o aporte de nutrientes que não se consegue alcançar com as refeições do dia a dia. Assim, a queima das moléculas de gordura é otimizada, evitando-se, também as indesejáveis celulites.

43. Chia e Psyllium

Psyllium com óleo de Chia é um composto natural cheio de coisas boas para o nosso organismo que age diretamente na saciedade e auxilia o emagrecimento saudável.

O psyllium também é ótimo para prisão de ventre, aumentando o trânsito intestinal. Os efeitos são bem perceptíveis se o consumo for aliado a uma alimentação saudável e a ingestão adequada de água. Serve também na prevenção e tratamento da diabetes e também na redução de doenças cardiovasculares.

O óleo de Chia é fonte de ômega 3 e importante no controle de peso devido a sua característica anti-inflamatória, combate a inflamação das células e o seu aumento de tamanho, ambas características do excesso de peso.

Os Benefícios são:

- Auxilia o emagrecimento saudável
- Age diretamente na saciedade
- Aumenta o trânsito intestinal
- Previne e controla o diabetes
- Previne doenças cardiovasculares
- Regula o colesterol
- Auxilia na desintoxicação do fígado
- Ótimo para quem tem intolerância à lactose
- Auxilia na redução da acne
- Auxilia na prevenção do ressecamento da pele
- Favorece as ligações cognitivas no cérebro.

44. Óleo de Coco

O óleo de coco tem uma ação antioxidante que ajuda a proteger o organismo da ação danosa dos radicais livres. A gordura do Óleo de Coco Extra Virgem tem a vitamina E que contém tocotrienóis e tocoferóis.

A poupa do coco é o principal ingrediente das cápsulas de óleo de coco, que tem proteínas, carboidratos, óleos e minerais, além dos nutracêuticos como os ácidos láurico, mirístico e palmítico. Isso faz que ele seja uma boa opção para combater micro-organismos, melhorar o intestino e contribuir para o controle do colesterol.

Os óleos de coco também ajudam a reduzir o colesterol LDL (o mau colesterol), além de evitar a oxidação do mesmo. E ao mesmo tempo a polpa de coco ajuda elevar o bom colesterol HDL, que ajuda a prevenir doenças cardiovasculares e também doenças no cérebro.

O óleo de coco contém triglicerídeos de cadeia média, que é de fácil absorção. Quando ele entra no organismo logo se tornam energia. Além de não necessitar de enzimas para digestão e metabolismo.

Além de ajudar a emagrecer, o óleo de coco também ajuda a melhorar o sistema imunológico, combatendo vermes, bactérias e fungos. Ele melhora a absorção dos nutrientes, o que faz aumentar as defesas do organismo. Os componentes do óleo de coco normalizam as funções intestinais eliminando as bactérias inimigas, protegendo e favorecendo o crescimento da "flora benéfica".

Alguns estudos realizados há alguns anos atrás apontaram que a gordura de coco estimula a função da glândula tireóide, o que faz com que o colesterol LDL produza hormônios anti-envelhecimento e consequentemente ajuda a prevenir doenças cardiovasculares, obesidade, câncer e outras doenças relacionadas a idade.

A maioria dos cremes de pele são constituídos por uma grande parte de água. Eles tem um efeito muito bom, pois são rapidamente absorvidos pela pele, deixando-as mais macia e fazendo com que as rugas desapareçam, entretanto, de forma temporária. Diferentemente ter sua composição baseada em água e pelo fato de óleo de coco não ser baseado a água ele tem uma ação contínua no combate a rugas e também na hidratação da pele.

A gordura de coco é muito boa para diabéticos, pois proporciona uma sensaão de saciedade e ajuda a não liberar a insulina e diminuir a compulsão pro carboidratos e doces.

45. Ômega 3

O ômega-3 é um tipo de gordura boa para o organismo, que é encontrada especialmente nos peixes e nas sementes. Ele proteje o corpo de doenças cardiovasculares e faz bem ao cérebro quando utilizado sob orientação do médico ou do nutricionista pode ser um bom aliado para ajudar a emagrecer desde que não seja consumido em excesso.

O ômega-3 garante o bom funcionamento do cérebro, melhorando a memória e o raciocínio. Além disso, ele é importante para prevenir doenças cardiovasculares e diminuir o risco de desenvolvimento de câncer, por exemplo. Os principais benefícios do ômega-3 incluem:

- Ajuda emagrecer
- Diminuir o estresse
- Combater a TPM
- Combater inflamações
- Ajuda no combate à depressão
- Melhora a capacidade de aprendizagem
- Diminui o VLDL, o LDL e o colesterol total
- Melhora a função cardíaca e a pressão arterial.

O ômega-3 é um nutriente muito importante para as funções cerebrais, pois 60% do cérebro é constituído por gordura sendo que na sua maior parte de ômega-3. A deficiente ingestão desta gordura está associada a maior perda de memória do idoso, e a elevados níveis de sentimentos de angústia e depressão.

Consuma fontes de ômega-3

Se não bastasse proteger o coração, reduzir o colesterol, ser bom para o cérebro e para a visão, combater a depressão, ter propriedades anti-inflamatórias, o ômega-3 também ajuda no emagrecimento.

A ação do ômega-3 contra a obesidade foi discutida no XV Congresso Latino-Americano de Nutrição. Como a obesidade é uma inflamação crônica e o ômega-3 tem um bom potencial anti-inflamatório, foi pesquisado a relação.

Os resultados mostraram que o ômega-3 controla o apetite e a sensação de saciedade, pois diminui a inflamação que desregula o ímpeto de continuar comendo. Mesmo uma dose baixa do ômega- 3 já é capaz de reduzir a inflamação e a gordura visceral e ainda aumenta seu gasto energético.

Uma das 120 maneiras diferentes de emagrecer é incluir na dieta fontes de ômega-3 como salmão, atum, sardinha e linhaça.

46. Óleo de Cártamo

O Óleo de Cártamo é um dos produtos naturais que muitas pessoas já consumiram em algum momento da vida, mas sequer sabem disso.

O motivo é simples: ele é um ingrediente bastante utilizado em diversos produtos com ação termogênica e emagrecedora.

Além disso, em cardápios saudáveis, o óleo de cártamo também é usado na preparação de molhos e temperos.

Ele é extraído das sementes de uma planta chamada Carthamus Tinctorius ou também conhecida como Açafrão-bastardo.

Esta é uma das plantas mais antigas da humanidade e era utilizada pelos antigos egípcios para fabricar tintas e colorir tecidos. A sua composição é rica em ácido(ômega-9) e ácido linoleico (ômega-6), dois óleos naturais que exercem um papel muito importante no organismo.

Dentre os seus principais benefícios, pode-se citar: ação antioxidante, combate a pressão alta, redução dos níveis de colesterol ruim e contribuição para o bom funcionamento do coração.

Somado a isso, o consumo de óleo de cártamo gera a sensação de saciedade, prologando a necessidade da próxima refeição ou do famoso lanchinho.

O resultado é que o organismo utiliza as reservas de gordura como fonte de energia, o que provoca a redução natural de peso.

Além das propriedades emagrecedoras, ele também traz outros benefícios à sua saúde:

- Ajuda a regular os níveis de glicose no sangue e é utilizado no tratamento da diabete tipo 2.

- Tem propriedades anti-inflamatórias.

- Diminui a celulite e retenção de líquido.

- Previne alguns tipos de câncer.

47. Café Verde

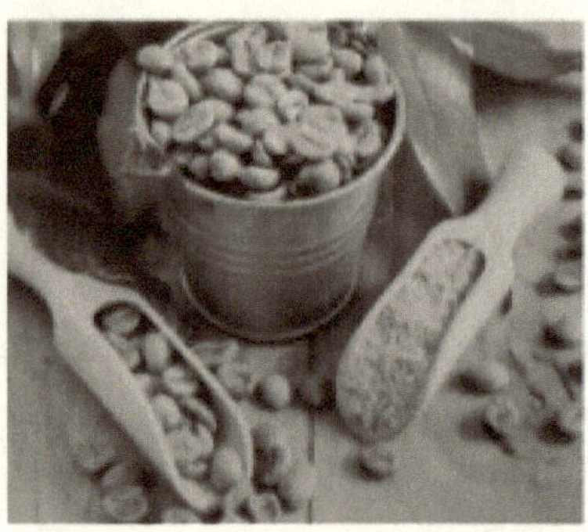

O café verde, é pouco conhecido, mas suas propriedades são excelentes para o emagrecimento, além dos benefícios para saúde e a longevidade.

O café é o alimento mais rico em ácido clorogênico, especialmente o extrato de café verde, que tem alta concentração. Essa substância ajuda a reduzir os níveis de glicose no sangue, impedindo que o organismo utilize o açúcar dos alimentos como fonte de energia. Essa ação acaba obrigando o corpo a retirar energia do próprio estoque de gordura.

Entre os vários benefícios, vamos citar os 5 principais, que o extrato de café verde beneficia sua saúde:

1. Atua como coadjuvante no emagrecimento saudável. O extrato de café verde é rico em ácido clorogênico, que auxilia a perda de peso de maneira saudável. Essa substância ajuda a reduzir os níveis de glicose no sangue, impedindo que o organismo utilize o açúcar dos alimentos como fonte de energia.

2. Ajuda a regular os níveis de glicose.

3. Auxilia no tratamento do diabetes tipo 2. Isso acontece porque evita o acúmulo de gordura localizada e contribui para regular os níveis de glicose no sangue.

4. Contribui com o funcionamento do fígado. O extrato de café verde estimula a ação da GST, enzima responsável pela desintoxicação do organismo, pois o fígado é um dos órgãos que mais trabalha no corpo humano.

5. Como o extrato purificado de café verde tem baixo teor de cafeína, não interfere no sono, ou de quem tem intolerância à cafeína.

48. Micronutrientes

Micronutrientes são nutrientes dos quais o organismo precisa em pequenas quantidades, porém são muito importantes para o bom funcionamento do organismo e devem estar presentes na alimentação diariamente. São eles: Vitaminas e Minerais.

Vitaminas Hidrossolúveis: Complexo B e Vitamina C.

Vitaminas Lipossolúveis: A, E, D e K.

Minerais: Compostos inorgânicos.

Quelados: Compostos orgânicos.

Por mais que você foque na quantidade de proteínas, gorduras e carboidratos da sua alimentação, você provavelmente nunca se sentirá tão bem quanto poderia se não souber o valor dos micronutrientes para o seu corpo.

E mais importante do que isso, se sua alimentação não estiver correta e bem balanceada com estes, os macronutrientes provavelmente não serão bem aproveitados de qualquer maneira, ou seja, você vai perder seu tempo, dinheiro, força de vontade e provavelmente sua saúde.

Exercícios fazem muito bem para você, mas demandam muito do seu corpo e, portanto, para manter um metabolismo forte e saudável você tem que garantir que está suprindo a demanda de vitaminas do seu corpo.

Pense que somente o ato de suar já está tirando cálcio, zinco, potássio entre vários outros nutrientes do seu corpo.

Níveis baixos dessas vitaminas podem causar náusea, fraqueza e até tontura, tendo consequências desastrosas para o seu desempenho e resultados.

Também sabemos que nosso corpo precisa sempre estar em equilíbrio para que possamos levar a vida movimentada que temos adiante sem sofrer consequências.

49. Leve em conta as "Sete Idades" do apetite

Na primeira década, o corpo passa por um rápido crescimento. Se a criança desenvolveu o hábito de comer muito e se tornou obesa na infância, pode levar esse hábito para a vida adulta, tornando um adulto acima do peso.

Na segunda década, o aumento do apetite, impulsionado pelos hormônios, marca a chegada da puberdade. O modo como a adolescente vai lidar com a alimentação nessa fase crítica, vai moldá-la para a vida adulta. Infelizmente, sem uma boa orientação, muitos adolescentes desenvolvem hábitos ruins de alimentação e esse padrão seguirá na vida adulta.

Na terceira década, mudanças no estilo de vida, como entrar para a faculdade, casar, ter filhos, podem favorecer o ganho de peso, que, uma vez acumulada, a gordura abdominal e visceral, tornam difícil de perder depois. Isso acontece porque o cérebro envia sinais fortes de apetite quando ingerimos poucas calorias, e dessa forma, passamos a comer mais. Em contrapartida, os sinais do cérebro para parar de comer quando exageramos na comida são bem mais fracos, e consequentemente, é mais fácil passar a comer "mais" do que passar a comer "menos", tornando a luta árdua para emagrecer.

Na quarta década, a vida profissional adulta impõe outros desafios, que vão além do ronco do estômago. Os efeitos do estresse, da ansiedade, das frustrações podem levar a mudanças nos hábitos alimentares, descontando na comida e nos "pequenos prazeres" a forma de obter alívio, tornando assim um novo hábito, ou círculo vicioso na alimentação. Nessa fase também, costumam aparecer as "compulsões alimentares", que é aquele desejo ardente de comer certos tipos de alimentos pouco saudáveis.

Na quinta década, costumam aparecer as consequências dos hábitos alimentares das décadas anteriores, e com isso, os problemas de saúde também. Como somos mais maduras nessa fase, e temos mais consciência da mudança, geralmente conseguimos inverter os hábitos alimentares com mais facilidade, e, com determinação, conseguimos consertar a maioria dos estragos que causamos a nós mesmos nas décadas anteriores. Mas enquanto os problemas se mantém "invisíveis", muitas pessoas, esperam o pior acontecer, para então fazer as mudanças.

Na sexta década, começa a sofrer a perda gradual da massa muscular de 0,5% a 1% ao ano. A falta de atividade física, o o baixo consumo de calorias podem acelerar ainda mais esse processo. Nessa fase, se praticar atividade física e se for disciplinada com uma alimentação saudável, conseguirá retardar esse processo natural.

Na Sétima década e daí em diante, com o aumento da expectativa de vida e da longevidade, uma nutrição adequada para a idade se torna muito importante, uma vez que, a velhice vem acompanhada da perda do apetite e da falta de vontade de se alimentar. Nessa fase, a perda de peso pode acelerar, tornando o idoso ainda mais fragilizado. Também podemos citar que a perda do companheiro, morte na família, a solidão do idoso e a perda dos dentes, se tornam fatores agravantes, diminuindo ainda mais a vontade de se alimentar.

O objetivo aqui de citar as fases ao longo da vida em relação a alimentação saudável, é dar uma visão ampla da vida, e quanto mais cedo os bons hábitos forem implantados na vida, refletirá nas décadas seguintes.

50. Tenha hábito de dormir bem

Segundo pesquisa da Universidade de Uppsala, na Suécia, mostrou que quem dorme pouco tende a comer mais alimentos calóricos na manhã seguinte. Esse fato pode ser explicado pelo aumento dos níveis de grelina, hormônio que estimula a sensação de fome. Uma noite mal dormida, com descanso insuficiente, aumenta os níveis desse hormônio e consequentemente a pessoa acorda com mais fome.

Ter uma boa noite de sono

Você dorme mal? Pois, saiba que dormir mal contribui para o aumento de peso. Isso acontece porque o sono irregular interfere no funcionamento do hormônio leptina responsável por mandar ao cérebro a mensagem que o organismo não precisa mais de gorduras e também com o hormônio grelina, cuja função é estimular o apetite. Em pessoas que dormem mal esses hormônios ficam desregulados e elas comem muito mais. Então, durma de 6 a 8 horas todas as noites. E para ter uma noite tranquila, evite bebidas com cafeína antes de dormir e não use celular e computadores na cama.

Benefícios de dormir bem

Ter hábitos saudáveis, além dos que estão ligados à alimentação e à prática de atividade física, também é fundamental para que você consiga emagrecer de maneira saudável.

Um desses hábitos é dormir bem. Quando seu corpo descansa bem no período noturno, isso faz com que haja a regulação de hormônios ligados à regulação do apetite, conhecidos como leptina e grelina, e que influenciam diretamente no equilíbrio do peso e da gordura corporal.

A grelina é um hormônio que auxilia no processo digestivo, mas que também estimula a fome e o apetite. É produzido pelo estômago antes das refeições e, no decorrer da diminuição da fome quando você se alimenta, a sua produção diminui. Quando você não dorme bem, o corpo passa a produzir mais hormônio do estresse, o cortisol, e esse mecanismo ativa ainda mais a produção da grelina em resposta à situações estressantes e isso explica por que tantas pessoas comem muito em momentos de estresse, situação essa que também é induzida por noites mal dormidas. Por isso, é necessário que você durma bem justamente para evitar a produção excessiva de grelina que pode levar você a comer além do que o seu corpo necessita e causar, assim, o aumento de peso.

Já a leptina é um hormônio ligado ao apetite que tem como função suprimir o desejo de comer. Isso ocorre a partir do momento em que seu corpo recebe alimentos, o que faz com que a produção desse hormônio seja estimulada e aumente a sensação de saciedade, pois ele manda a mensagem ao seu cérebro de que seu organismo já se sente satisfeito. Isso leva à redução da ingestão de alimentos induzindo, assim, a perda de peso.

Quando a produção desses hormônios está equilibrada, as células adiposas produzem uma determinada quantidade de leptina. São essas células que mantém o equilíbrio energético necessário para que haja o controle do peso. Portanto, se você tem mais tecido adiposo, mais o hormônio leptina será produzido levando você a ingerir menos alimentos e a tendência é que a taxa metabólica aumente, o que provoca a perda de peso. Portanto, se você não dorme adequadamente no período noturno, que é o período necessário para que o corpo repouse, tenha as funções reguladas e recupere as energias (e não durante o dia), a produção do hormônio leptina pode ficar desregulada e prejudicar a perda de peso fazendo você, inclusive, ganhar peso.

Não existe um tempo de sono exato que as pessoas devem seguir. Existem organismos que se adaptam muito bem com 6 horas de sono por noite. Outros precisam de bem mais tempo chegando a dormir até 10 horas por noite para sentirem suas energias renovadas para o dia que se inicia. Por isso, você deve estar atento a como seu organismo se comporta com o tempo de duração da sua noite de sono. Mas é certo que não devemos dormir nem de menos e nem por muito tempo, ou seja, noites dormidas com duração abaixo de 6 horas e acima de 10 horas podem causar prejuízos para a saúde.

Hoje, é constatado que existem mais pessoas que têm dificuldades para dormir do que pessoas que dormem demais e isso é prejudicial não somente para a saúde, mas para o peso também.

Se você tem problemas relacionados ao sono como a insônia, por exemplo, que é o problema ligado ao sono mais recorrente entre a população brasileira, além de outros problemas como também a apneia do sono, você deve procurar ajuda médica para fazer o tratamento adequado para que, assim, possa ter melhores noites bem dormidas. E isso é mais recomendado ainda se você está acima do peso e sofre com esses problemas. Se você se encontra acima do peso, deve ter uma preocupação a mais para tratar esses problemas ligados ao sono para que você realmente consiga emagrecer.

Se você deseja ter melhores noites de sono e até mesmo se você está sofrendo com a insônia, algumas medidas podem ser tomadas como:

Tente deitar e acordar em horários regulares e que sejam cedo, ou seja, tente deitar cedo e acordar cedo para que seu corpo se acostume a deitar e acordar em horários fixos;

Evite levar trabalho e estudos para o quarto até tarde da noite;

Evite usar aparelhos eletrônicos no quarto antes de dormir como celular, notebook, tablet, televisão, entre outros;

Promova um ambiente no quarto que proporcione uma boa noite de sono como silêncio no ambiente, temperatura ambiente amena, ausência de luz, entre vários outros fatores;

Tome um banho relaxante antes de deitar;

Evite bebida alcoólica e cafeína presente em alimentos como café, chá verde, chá preto, derivados de cola, guaraná em pó e cacau em pó pelo menos 6 horas antes de dormir. A cafeína é um estimulante do sistema nervoso central e deixa o organismo em alerta podendo causar insônia e prejudicar o sono;

Consuma alimentos relaxantes como suco de maracujá, chá de camomila, entre outros;

Consuma alimentos que contenham o aminoácido triptofano na sua composição como o leite, por exemplo. Este aminoácido é um precursor do neurotransmissor serotonina que é precursor da melatonina, um hormônio envolvido no processo do início do sono. Portanto, é fundamental que o nosso tenha triptofano para que a melatonina seja produzida;

Faça refeições leves à noite e evite se alimentar logo antes de dormir;

Evite dormir durante o dia e até mesmo fazer pequenos cochilos, pois essa atitude prejudica o sono noturno;

Evite ficar rolando na cama se você não estiver conseguindo dormir. Em situações como essa, levante-se, faça alguma atividade relaxante para que sono possa aparecer. Ficar de um lado para o outro na cama sem sono apenas causa mais estresse e piora a insônia;

Pratique atividade física regularmente. Durante o dia, você pode praticar atividades mais intensas, mas, à noite, evite atividades mais fortes e faça atividades mais leves como uma caminhada e alongamentos, por exemplo.

Vimos que a melatonina é um hormônio relacionado com o processo sono. Esse hormônio regula e melhora a qualidade do sono e é produzido à noite quando não há mais estímulos luminosos. Por isso, é fundamental, como vimos, que você evite estímulos luminosos, ou seja, luz artificial seja de lâmpadas ou de aparelhos eletrônicos.

Há, ainda, as pessoas que exercem alguma atividade no período noturno como o trabalho, por exemplo, de vigilante, e isso infelizmente também é prejudicial para quem quer emagrecer. Nestes casos, o ideal, se for possível, é trocar as atividades do período noturno para o período diurno para que sono passe a ficar regulado, pois noites mal dormidas não podem ser recuperadas e os possíveis danos já instalados por causa do sono possam, talvez, não ser   reversíveis.

16 Exercícios e atividade física

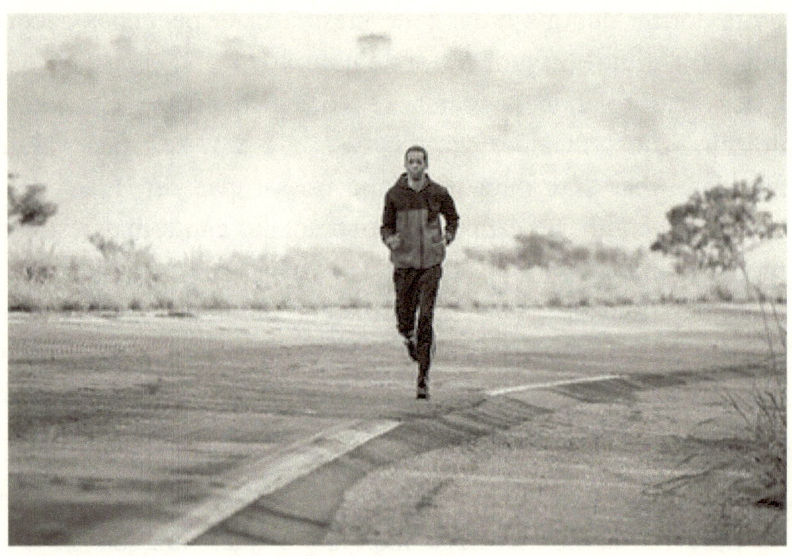

51. Saia do sedentarismo

Quando o objetivo é sair do sedentarismo, a prática da caminhada é bastante benéfica para a manutenção da saúde. A atividade melhora a circulação, combate a osteoporose, protege contra infartos, e pode ser realizado por um grupo maior de pessoas, como idosos, obesos e gestantes.

Contudo, se o objetivo é o emagrecimento, a corrida é mais indicada, no que diz respeito ao nível de intensidade e a ativação do sistema cardiorrespiratório, a corrida leva vantagem. Outra diferença, é o nível de pressão que as articulações recebem, correr oferece maior impacto articular.

Ao iniciar qualquer tipo de modalidade esportiva, é fundamental realizar uma avaliação médica e física para conferir como anda o funcionamento do organismo.

É válido ressaltar que ambas as atividades são benéficas para o condicionamento físico, para a manutenção da saúde, e vai manter o seu peso dentro do ideal, contribuindo para um emagrecimento saudável.

52. Faça exercícios físicos

Sabemos que a atividade física é eficaz não somente para a perda de peso, mas também para a manutenção da saúde em geral.

Praticar exercícios físicos é um dos pilares para que o corpo possa perder peso. Sem a atividade física, esse processo fica mais demorado ou a perda de peso pode até não ocorrer porque é a atividade física que impulsiona o emagrecimento já que é um potencializador do emagrecimento junto com a alimentação equilibrada.

Você pode fazer exercícios físicos tanto na academia, quanto ao ar livre ou também em casa. Dependendo do tipo, você pode precisar de aparelhos específicos, mas alguns exercícios não precisam de nenhum aparelho como a caminhada, por exemplo.

Para quem nunca fez nenhum tipo de exercício físico, o começo pode ser difícil, por isso, o ideal é você ter o acompanhamento de um profissional da área, o educador físico, para que você saiba quais as atividades são mais indicadas para você, além da frequência e do tempo de duração. Esses fatores podem variar para cada pessoa de acordo com a necessidade de cada um e de acordo com as metas de emagrecimento.

O acompanhamento de um profissional também é importante para quem possui alguma limitação física ou algum problema de saúde para que a atividade física seja adequada a essas situações.

Também é importante que cada pessoa passe por uma avaliação médica antes de dar início às atividades.

O sucesso da prática da atividade física vai depender da adesão de cada pessoa ao tipo de atividade. Por isso, é relevante cada pessoa pratique o tipo de exercício que goste.

Para a realização das atividades, faça alongamentos antes e depois dos exercícios e use roupas e calçados adequados que possibilitem realizá-los de forma confortável. É necessário também estar bem alimentado e se hidratar sempre durante as atividades.

53. Pratique esportes

O esporte é um tipo de atividade eficaz para a perda e manutenção do peso. Dependendo do tipo, pode ajudar a gastar muitas calorias. Mas o ideal para a perda de peso é manter uma rotina da prática de esportes e não somente um dia na semana.

São vários os esportes que podem ajudar na perda de peso, sejam os individuais ou os coletivos. Alguns exemplos são: futebol, vôlei, basquete, tênis, handebol, ginástica, atletismo, corrida, natação, ciclismo e inúmeros outros.

Ao se exercitar, o cérebro começa a trabalhar, produzindo milhares de reações químicas. A atividade produz não apenas queima de gordura e aumento da musculatura, mas também ajuda todo o processo de atenção e concentração, que se prolonga além do tempo em que estamos treinando. Uma atividade esportiva habitual consegue, além de diminuir o peso e manter um corpo bonito, melhorar a qualidade de vida, o bem-estar e a saúde.

A ativação muscular ativa uma fábrica química de substâncias ativas, altamente eficazes, ajudando a reduzir o nível de gordura, ao mesmo tempo em que melhora o desenvolvimento muscular e aumenta o rendimento corporal. Também atua no sistema vascular, com uma maior irrigação sanguínea, o que garante um coração saudável.

A prática esportiva faz com que os músculos queimem uma quantidade maior de açúcar procedente do sangue. O pâncreas precisa produzir menos insulina para manter o nível glicêmico sob controle, produzindo risco menor de sofrer de diabetes. As investigações sugerem que modelos de treinamento de alta intensidade e força têm um impacto positivo no equilíbrio da insulina durante os 30 minutos posteriores à atividade.

Mas não se esqueça de consultar seu médico e fazer os exames necessários para saber quais os tipos de esportes você pode praticar, respeitando seu físico e sua saúde do momento.

54. Faça exercícios em casa com tarefas domésticas

As tarefas domésticas também podem contribuir para o processo de emagrecimento, pois, dependendo da tarefa, ela pode ajudar a gastar calorias de forma significativa. Isso acontece porque durante as tarefas estamos sempre em movimento e isso gera gasto de energia. Na verdade, tudo o que fazemos gera gasto de energia. Até se estamos parados, apenas pensando, estamos gastando energia, mas é claro que algumas atividades ajudam a perder mais calorias do que outras.

Por isso, você pode realizar tarefas como limpar a casa, varrer o chão, lavar a louça, lavar a roupa, passar a roupa, cozinhar e várias outras atividades domésticas que possam ajudar a gastar calorias de forma que impactem na perda de peso.

A vantagem dos exercícios em casa

Se você não gosta de fazer atividade física em academias ou ao ar livre, você pode fazer em casa mesmo. Além de você ter mais privacidade, também ajuda a poupar mais dinheiro.

Existem variadas atividades que você pode fazer em casa, com ou sem a ajuda de algum equipamento. Alguns exemplos são: pular corda, subir e descer escadas (se você tem escadas em casa, é claro), dançar, polichinelo, abdominais, agachamentos, flexões, levantamento de halteres, exercícios com bola, com caneleira e com elástico, jump (atividade realizada com um minitrampolim), step (atividade realizada com um bloco móvel) e várias outras atividades.

Tarefas domésticas e atividade física em casa

Para potencializar a perda de peso, é necessário praticar atividade física de forma regular. Existem variados tipos de atividades e algumas podem ser feitas até mesmo em casa.

Por isso, se você optar por fazer atividade física em casa, pode associar os exercícios físicos com as tarefas domésticas. Assim, você aumenta mais o gasto de energia.

Você pode fazer suas tarefas domésticas que gastam mais calorias normalmente durante o dia e escolher um horário para realizar os exercícios físicos. Essa é uma boa estratégia para quem não gosta de praticar atividade física fora de casa, seja ao ar livre ou em academias.

55. Faça atividades ao ar livre

As atividades ao ar livre podem ser uma boa opção para quem gosta de atividades mais dinâmicas. Você pode fazer, por exemplo, atividades como caminhar, correr, andar de bicicleta, aulas de dança com a comunidade e várias outras.

Algumas cidades até disponibilizam academias ao ar livre, através de programa do Ministério da Saúde, para levar mais saúde e qualidade de vida à população através da atividade física de forma gratuita.

O contato com a natureza torna a prática de exercício mais agradável e você acaba gastando mais calorias, por realizar a atividade por mais tempo e nem perceber.

Escolha uma atividade que lhe agrade, seja caminhar no parque, andar de bicicleta, passear com o cachorro, jogar vôlei de areia, futebol, surfar, andar de skate ou patins, qualquer coisa que movimente seu corpo.

56. Ande mais

Medida simples, como caminhar, usar as escadas ao invés do elevador, descer uma estação antes e andar, não ficar muito tempo sentado, queimam mais calorias do que não fazer nada.

Nessa onda de exercícios pesados, corridas, uma boa caminhada não pode ser desprezada. Além de ter um baixo impacto sobre as articulações, o que permite que dos mais jovens aos mais idosos, sedentários e ativos praticarem, ela estimula a circulação e leva oxigênio para todo o corpo.

Mais do que queimar calorias, o simples fato de andar 30 minutos por dia melhora o humor, o sono e faz bem para a saúde em geral.

57. Faça algum exercício físico

Não é segredo que os exercícios físicos são essenciais para potencializar o emagrecimento, para isso, qualquer exercício vale! O mais importante não é o tipo do exercício, mas se movimentar e aproveitar todas as chances para isso.

Medidas simples como subir escadas ao invés de usar o elevador, levar o cachorro para passear, ir ao trabalho de bicicleta, dar um passeio a pé na hora do almoço, entre outras, serve para aumentar seu gasto de energia e assim emagrecer.

Reserve 45 minutos 3 vezes por semana para praticar uma atividade física, seja ela caminhada, corrida, musculação, algum esporte como futebol, vôlei, natação, ou até exercícios em casa, como abdominais e prancha.

Além de ser uma maneira de emagrecer, a prática de exercício físico também melhora sua resistência, seu humor, seu sistema cardiovascular, proporciona uma melhor noite de sono, combate a depressão, entre muitos outros benefícios.

Exemplo da natação

Na natação você pode perder até 680 calorias queimadas por hora. A natação trabalha muito os músculos. Você se sente leve na água e então consegue nadar como se nada fosse. No entanto, seus músculos trabalham bem mais do que se você estivesse fazendo os mesmos movimentos fora da água: a pressão da água reforça o esforço físico. A natação modela o corpo mas o malha ao mesmo tempo, principalmente em relação às pernas, braços e abdominais.

Sim, a natação é um esporte ideal: trabalha todos os músculos ou quase todos, sem choque nas articulações e cada um no seu ritmo. Ela é, portanto, recomendada para manter a forma sem muitos esforços e também em caso de osteoporose. Claro, impossível cair enquanto se nada.

58. Comece o treino pela musculação

Quando for treinar, opte em começar pelos exercícios anaeróbicos, como a musculação e depois parta para um aeróbico.

Exercícios anaeróbicos utilizam o glicogênio estocado no músculo como fonte de energia. Isso obriga o organismo a acionar os estoques de gordura quando você praticar o exercício aeróbico em seguida. Essa sequência já é conhecida e potencializa a queima de gordura.

Ganhe massa muscular

O músculo pesa cerca de 20% mais que a gordura. Portanto, uma perda drástica de gordura pode não equivaler a uma redução expressiva do peso corporal.

Lembre-se de que, quanto mais pesada você for, maior é a probabilidade de contrair doenças e menor é o seu condicionamento físico. Esta é uma das razões para você focar no ganho de massa muscular.

Por exemplo, ao introduzir uma quantidade mínima de treinamento com pesos ou a prática de exercícios, na sua rotina, você passará a perceber mudanças no seu corpo, pois o metabolismo ficará mais acelerado.

Observará também uma queda adicional no seu peso e uma sensível alteração nos seus contornos.

Depois de um mês nessa nova rotina de exercícios, seu corpo já estará pronto para uma queda considerável de gordura, ao mesmo tempo também, aumentará sua massa muscular. Você vai notar que a parte superior do corpo ficará mais tonificada. As dimensões da cintura abdominal e de outras regiões em que há concentração de gordura terão se reduzido. É a partir deste momento também, que começarão a aparecer seus músculos abdominais.

Os benefícios da musculação são muitos. Aumenta a proporção de músculos em relação à gordura. Com isso, o metabolismo se acelera, fazendo com que o organismo queime combustível mais rapidamente, mesmo quando você está dormindo. Não é necessário virar um halterofilista, mas o aumento da massa magra, o que significa perda de gordura, é importante. No caso das mulheres, em especial, a musculação ajuda a manter a densidade óssea, prevenindo a osteoporose. Diminui-se assim a probabilidade de fratura de quadril ou outros problemas desse tipo. Além disso, os exercícios ajudam a reduzir a pressão arterial e aumentam o colesterol bom. Com a prática regular de exercícios físicos e uma dieta balanceada, você estará fazendo tudo que é possível para assegurar um futuro cardíaco saudável. Estará fazendo muito mais para si do que a ciência médica poderia fazer.

59. Pule corda

Pular corda pode ajudar a emagrecer. A brincadeira de criança é útil para manter o corpo em boa forma. Fácil de ser feito em casa, não ocupa muito espaço e com os saltos simples, você pode eliminar até 400 calorias com 30 minutos de treino. Ou seja, praticando 30 minutos por dia, você poderá perder aproximadamente 4 kg.

É sem dúvida o esporte que exige menos investimentos: uma corda de pular custa menos que um par de tênis. Dito isso, a associação dos dois é de qualquer maneira preferível. Do ponto de vista dos benefícios, eles são múltiplos. A corda permite melhorar o equilíbrio, mas também a resistência e, portanto, a respiração. Outra vantagem, o uso da corda obriga a uma postura ereta.

Informe-se nas lojas de esportes para encontrar a corda ideal. Em seguida, evite pular de meias ou com os pés descalços: mesmo sendo menos barulhento, é mais perigoso, e o risco de perder equilíbrio e cair é maior. Por fim, "preste atenção" na corda: se você não conseguir, é porque não está em boas condições (estresse, cansaço, a cabeça em outro lugar). Neste caso, deixe para depois e retome outro dia.

60. Corra

A corrida virou a atividade física preferida de quem quer emagrecer por seu alto gasto calórico e praticidade. Com apenas um par de tênis, é possível praticar em qualquer lugar, inclusive em quando estiver hospedado em outra cidade.

Se puder, opte por correr ao ar livre. A pratica de exercícios ao ar livre é mais estimulante e dá a impressão de que o tempo passa mais rápido. Você está se exercitando por mais tempo e nem se dá conta disso.

Para dias chuvosos ou tempos de treinos mais curtos, a esteira pode ser uma opção. Além de gastar calorias também, na pratica de correr na esteira não sobrecarrega tanto as articulações das pernas e pés.

Para evitar lesões, invista em um par de tênis adequado para seu tipo de pisada. Existem diversas marcas boas e com preços variados.

Comece devagar, intercalando caminhada e corrida e vá aumentando o tempo de corrida gradativamente, assim você cria resistência. Quando menos esperar, já estará correndo quilômetros sem parar.

Com uma hora de corrida a 11 km/h você gasta em média 700 calorias. Além do gasto calórico, a corrida libera endorfina, que dá aquela sensação de bem-estar e dever cumprido.

61. Malhe de manhã

Se for possível escolher um horário para a prática de atividade física, escolha pela manhã. Isso porque o exercício físico ajuda a reduzir a vontade de comer ao longo do dia e consequentemente você ingere menos calorias e emagrece.

Esta é a conclusão de uma pesquisa publicada na revista científica Medicine & Science in Sports & Exercise. Sabe-se que a atividade física aumenta a produção de substâncias químicas que promovem o bem-estar e tranquilidade, como a endorfina, e diminui a das que geram stress e ansiedade, caso do cortisol. Quando estamos estressados, temos a tendência de descontar na comida e ingerir mais, especialmente doces e industrializados como mecanismo de compensação.

Alimente-se antes dos exercícios

Coma algo leve cerca de 30 minutos antes de realizar uma atividade física. Deste modo, você garante que seu corpo tenha energia e disposição. Fazer treinos fortes de barriga vazia só queimará os músculos e poupará a gordura. Quando o objetivo é emagrecer, isso não é vantajoso.

62. Tipos de caminhadas

Hipócrates, médico grego, encarava o caminhar como "o melhor remédio para o homem". Aliás, há um ditado que confirma isso: "Tenho dois médicos: a perna esquerda e a perna direita." Mas será que andar é tão saudável assim?

Bem, alguns estudos sugerem que as pessoas que têm por hábito caminhar têm menos probabilidade de desenvolver doenças do que as sedentárias. Mostram também que caminhar reduz o risco de doenças cardíacas e de derrame. Previne contra o diabetes, visto que intensifica a utilização da insulina pelo organismo. Fortalece os ossos, protegendo contra a osteoporose. Aumenta o vigor, a flexibilidade e a resistência. Ajuda a perder e a manter o peso. Melhora a qualidade do sono, aguça a mente e pode até ajudar a combater a depressão.

Informa-se que, segundo uma pesquisa feita há alguns anos na Universidade do Sul da Califórnia, caminhadas de 15 minutos aliviam mais a ansiedade e a tensão do que um tranquilizante suave. Assim como outras atividades físicas, caminhar desencadeia a liberação de endorfinas, substâncias químicas do cérebro que aliviam a dor e induzem ao relaxamento, produzindo uma sensação de tranquilidade e bem-estar.

Segundo o jornal canadense The Medical Post, até mesmo andar devagar é bom para a saúde. Uma matéria publicada na The New England Journal of Medicine revelou que caminhadas diárias de apenas 800 metros nos fazem viver por mais tempo. Estudos recentes sugerem que caminhar três vezes ao dia durante 10 minutos faz tão bem quanto 30 minutos seguidos. Tendo isso em mente, estacione o carro um pouco mais longe e ande! Ou dê uma mini caminhada por dia.

Caminhar rápido traz maiores benefícios. Passar do sedentarismo para caminhadas de meia hora em ritmo acelerado, várias vezes por semana, pode reduzir drasticamente o risco de doenças. A vantagem da caminhada é que pode ser praticada por pessoas de todas as idades, em quase qualquer condição de saúde. Além do mais, não exige treino especializado, nem ser atleta, apenas respeitar seu limite.

63. Correr ou Caminhar. o que é melhor para emagrecer?

Essa dúvida todas têm: qual é o melhor exercício para emagrecer e para uma boa saúde - a corrida ou a caminhada.

Se praticadas de forma correta, ambas as atividades trazem grandes benefícios para a saúde. No entanto, há particularidades que devem ser levadas em conta antes de escolher entre a corrida e a caminhada. Em primeiro lugar, os benefícios da corrida e da caminhada são equivalentes. Ambas atividades promovem aumento de gasto calórico, tônus muscular, principalmente os músculos da perna, da capacidade pulmonar e do aproveitamento de oxigênio. Também as duas atividades, corrida e caminhada, promovem a redução da formação de varizes, melhoram a qualidade do sono e da disposição durante o dia.

No entanto, quando o objetivo é sair do sedentarismo, a prática da caminhada é bastante benéfica para a manutenção da saúde. A atividade melhora a circulação, combate a osteoporose, protege contra infartos, e pode ser realizado por um grupo maior de pessoas, como idosos, obesos e gestantes.

Contudo, se o objetivo é o emagrecimento, a corrida é mais indicada, no que diz respeito ao nível de intensidade e a ativação do sistema cardiorrespiratório, a corrida leva vantagem. Outra diferença, é o nível de pressão que as articulações recebem, correr oferece maior impacto articular.

Ao iniciar qualquer tipo de modalidade esportiva, é fundamental realizar uma avaliação médica e física para conferir como anda o funcionamento do organismo.

64. Boa saúde e boa forma

A atividade física ajuda a controlar o peso, previne problemas de saúde como o diabetes e a osteoporose, melhora o humor e contribui para uma melhor noite de sono. Além disso, "o nível de aptidão física é um dos principais fatores determinantes de quantos anos você viverá". Pesquisadores da Universidade Stanford, dos EUA, realizaram um estudo sobre exercício físico que levou 13 anos e envolveu 6.000 homens de meia-idade. O estudo revelou que a quantidade de exercício que a pessoa consegue fazer sem chegar à exaustão é um forte indicador da sua expectativa de vida. É verdade que outras pesquisas mostram que a genética desempenha um papel importante na capacidade física para o exercício. Mesmo assim, exercícios diários "de baixa intensidade", como caminhar rápido, ajudam a manter a boa saúde e a boa forma.

Como não há dúvidas dos benefícios da atividade física sobre a saúde, como então transformar boas intenções em ações? O Segredo é: siga em frente e não pare. É melhor ser ativo em qualquer nível durante a vida, seja atividade física leve, a prática de um esporte, dança ou ir a pé ou de bicicleta para o trabalho, do que ficar parado com muitas desculpas e motivos adiando sempre para depois. A boa notícia é que quando criar o hábito de movimentar-se, mais vontade vai dar de continuar se movimentando. Esforce, persevere e priorize a atividade física em sua vida, vai refletir na memória, na saúde, na boa forma e vai afastar as doenças.

Como pode observar, para emagrecer, perder peso, reduzir medidas, andam de mãos dadas com a boa saúde e a boa forma. Esforce-se para atingir essa meta em sua vida, e dessa forma, emagrecer será uma consequência natural.

65. Ciclismo

Ao pedalar, a gente trabalha os músculos e articulações das pernas, a cavidade abdominal e o fôlego. Além disso, este esporte permite ganhar músculo mesmo quando se está voltando à atividade física. Outra vantagem: a bicicleta permite aumentar a capacidade respiratória e cardíaca. Você pode gastar até 850 calorias em uma hora andando de bike.

A prática da bicicleta tem muitas vantagens. Primeiro, não há imposição de ritmo, é, portanto, possível andar de bike mesmo sem ter treinado muito tempo antes. Além disso, a bicicleta malha as articulações, evitando choques, como a corrida. Por fim, o ciclismo permite melhorar seu fôlego e seu ritmo cardíaco, treinando regularmente sem ir além dos seus limites.

Decididamente, este esporte é tudo de bom para as esportistas de fim de semana, que gostariam de recuperar uma boa condição física sem sofrer muito, principalmente para quem quer perder peso e medidas.

66. Faça Pilates

A prática do Pilates ajuda a eliminar peso. Contudo, o foco do exercício também deve ser a conquista do equilíbrio do corpo e a mente, ganho de flexibilidade, diminuição gradativa do estresse, melhora na postura e prevenção de problemas de saúde como hipertensão e diabetes, pois estes são resultados alcançados por quem decide passar algumas horas por semana praticando a técnica.

O Pilates é uma atividade neuromuscular que trabalha músculos, ossos e articulações de maneira intensa. Isso acelera o metabolismo corporal e favorece a obtenção de um corpo saudável e tonificado.

Após um mês de aula, o praticante já começa a perceber alguns resultados. Em uma hora de aula, é possível eliminar de 200 a 400 calorias, de acordo com os exercícios praticados.

Você pode praticar Pilates todos os dias. Porém, antes é preciso realizar uma avalição minuciosa com o educador físico do estúdio. Uma boa dica para analisar a evolução do seu corpo é tirar fotos antes de começar os treinos e compará-las com imagens tiradas mês a mês.

Contudo, para aquelas que querem resultados mais rápidos o Pilates pode ser praticado em conjunto com outros exercícios físicos como por exemplo, a musculação.

67. Ginástica Aeróbica

Os benefícios da ginástica aeróbica é que envolve várias atividades como pular, correr, girar, dobrar, se esticar, abaixar e levantar – tudo é claro, no embalo de uma música contagiante. Essa prática esportiva é conhecida também como ginástica aeróbica que, como o próprio nome diz, ela aumenta a capacidade aeróbica das pessoas. E por falar em definições, a palavra aeróbica tem como significado "com oxigênio", ou seja, quem pratica a ginástica aeróbica precisa ter muito fôlego, durante os exercícios. Qual mulher não sonha em praticar algum exercício físico ao som de uma ótima música? De preferência bem animada e ainda conseguir perder aqueles tão temidos quilinhos indesejáveis.

A ginástica aeróbica é uma atividade física muito completa, pois ajuda a emagrecer, perder calorias, tonificar o corpo e até mesmo ajuda a aliviar o stress. Porém, o que poucas pessoas sabem é que existem diversos tipos de ginástica aeróbica, por isso, escolha a que for mais fácil de colocar em prática, pois dará um impulso extra na sua meta de emagrecer.

46 Pequenos hábitos que ajudam emagrecer

68. Frustrações e estresse descontando na comida

Quem nunca comeu um docinho após um momento de raiva ou estresse? Qual mulher nunca se permitiu comer bombons durante a TPM? Quase todo mundo, não é mesmo? Você também se concede uma guloseima durante períodos difíceis? Então é hora de acender o sinal amarelo porque você corre vários riscos ao se comportar assim.

O que é o estresse?

O estresse pode ser físico ou mental e trata-se de reações químicas ocorridas no cérebro como resposta a situações ameaçadoras. Essas reações químicas se convertem em sintomas físicos, sendo os mais comuns o cansaço, a aceleração dos batimentos cardíacos, pressão alta e contração muscular. No estresse também são percebidos sintomas psicológicos, tais como irritabilidade, frustração e a perda de controle na hora de comer.

Estudos recentes mostram que comer alimentos com uma maior quantidade de sabor (possivelmente sabores artificiais) nos ajuda a amenizar o estresse psicológico, já que o nervosismo aumenta o impacto da sensação de recompensa que temos ao caprichar na gordura. E comer muito acaba sendo uma consequência da fuga ou da tentativa de diminuir a ansiedade e do stress em que se vive. Este comportamento, porém, pode ocasionar um ganho de peso excessivo e fazer com que haja uma interrupção do tratamento de emagrecimento, resultando nestes casos no conhecido efeito "ioiô".

Sendo assim, foque na "causa", procurando tratar as causas do estresse e das frustrações, e não os "sintomas" que é comer demais e engordar.

69 - Compulsão alimentar

A compulsão alimentar é quando a pessoa come a toda hora, em grandes quantidades mesmo sem estar com fome e comer escondido para não ser criticada. Inventar pretextos para não sair de casa e passar o dia todo comendo também é um comportamento típico. Pessoas com compulsão com comida podem ainda forçar o vômito devido à culpa por terem comido demais.

O quadro de compulsão alimentar pode surgir durante fortes momentos de estresse físico e mental, após dietas extremamente restritivas, em pessoas sem autoestima, com problemas familiares e também com histórico de violência física e sexual.

Nas pessoas com os problemas citados anteriormente ocorrem alterações hormonais. Talvez a mais importante delas é o aumento dos níveis da produção do hormônio grelina, responsável por mandar ao cérebro a mensagem que a quantidade de comida ingerida é suficiente. Esse aumento do hormônio grelina é quem faz a pessoa comer muito rápido parecendo que não mastiga o alimento.

A compulsão alimentar é um distúrbio sério e preocupante, demanda um tratamento adequado com uma equipe multidisciplinar – médico, nutricionista e psicólogo. Um passo fundamental para controlar a compulsão alimentar é avaliar as suas sensações e sentimentos que envolvem o comer e a comida. Comer não é apenas ingerir nutrientes, está ligado a questões culturais, prazer, afeto.

É um ato fisiológico e psicológico. Mas, é importante estar consciente para diferenciar a fome das vontades. Quando essa "vontade urgente" surge, é importante tentar identificar o que a causou. A comida não irá resolver e, no final das contas, ainda pode gerar culpa.

70. Outras causas da Obesidade

A obesidade é uma das consequências da compulsão por comida. E a obesidade traz com ela desgaste ósseo e doenças cardiovasculares como diabetes e pressão alta que podem levar a morte se não forem diagnosticadas e tratadas. Problemas bucais também são problemas que podem acontecer na compulsão alimentar. Eles acontecem por conta do consumo exagerado de carboidratos que aumentam a acidez bucal e propicia o surgimento de cáries. Se a pessoa provocar o vômito ainda pode ocorrer erosão dental. Mas, os dentistas esclarecem que mesmo sem haver acidez bucal e erosão dental o indivíduo pode perder os dentes, pois, é comum pessoas com transtornos alimentares não darem atenção à higiene bucal.

Uma pessoa que perdeu o controle sobre o que come não vai conseguir identificar que algo não está bem em seu quadro de saúde, por isso, a importância dos familiares e amigos prestarem bastante atenção nos comportamentos e sintomas da compulsão e os que surgirem em decorrência dela.

Teste para identificar compulsão alimentar

Responda sinceramente esse teste e veja se você deve acender o sinal amarelo para sua relação com a comida:

1. Comer é o que mais dá prazer a você?
2. Pára de comer apenas quando está passando mal e se lamenta por não poder comer mais?
3. Você sente que suas frustrações são aliviadas após comer?
4. Você come como se fosse um hobby?

71. Elimine de vez os fast foods

Se você deseja emagrecer de forma saudável, corte os fast foods de vez da sua alimentação. Eles são um tipo de comida que geralmente é muito rica em calorias e em ingredientes e aditivos não muito saudáveis como os carboidratos refinados, produtos industrializados, molhos prontos, embutidos, sódio em excesso, gordura trans, gordura saturada em excesso e vários outros.

Além disso, os fast foods não oferecem nutrientes em quantidades satisfatórias para o corpo, ao contrário, são pobres em nutrientes.

Por isso, não consuma fast foods se você pretende emagrecer, mesmo que seja apenas uma vez ou outra. Esses alimentos não trazem nenhum benefício nem para a saúde e muito menos ao peso.

72. Esqueça o dia do lixo

É comum pessoas que estão fazendo dietas para emagrecer realizarem o dia do lixo. Essa data é algum dia da semana, geralmente no final de semana, que é tirado para comer comidas que não estão incluídas na dieta e que geralmente são muito calóricas e ricas em componentes prejudiciais para a saúde e para o peso.

É perigoso adotar o dia do lixo, mesmo que seja apenas por 1 dia. A perda de peso envolve uma mudança de hábitos que devem ser adotados por completo e com disciplina, principalmente quando se fala em alimentação.

Quando você inclui essa data no seu plano alimentar de emagrecimento, você coloca à perder toda a sua dieta. Nesse dia, você acaba consumindo muito açúcar, gorduras não saudáveis e outros componentes que podem afetar todo o processo de emagrecimento.

Além disso, a alimentação adequada para a perda de peso faz com que o corpo se adapte metabolicamente. Após o dia do lixo, o corpo precisa se adaptar novamente e esse processo pode ficar prejudicado fazendo com que o emagrecimento fique comprometido.

Outra questão é que no dia do lixo a tendência é você comer mais e até de forma compulsiva comparado ao que você vem comendo normalmente na dieta, já que tudo está liberado no dia do lixo e durante a semana a alimentação é mais controlada. Com isso, você ingere preparações pouco nutritivas e ricas em calorias e outros componentes prejudiciais, como vimos.

Portanto, o dia do lixo não é uma estratégia como muitos defendem para manter a adesão da dieta não tornando-a um sacrifício, mas sim uma sabotagem da dieta atrasando ainda mais os resultados, ou melhor, impedindo que haja resultados eficazes. Além de prejudicar a dieta e a sua perda de peso, você pode ficar frustrada e sentir culpa, o que pode causar desânimo e até vontade de desistir.

73. Mude um pouco sua rotina

Na rotina diária, infelizmente a maioria das pessoas acostuma a fazer tudo no comodismo. Mas, às vezes, é necessário mudar, principalmente se você tem algum objetivo de vida como é o caso da perda de peso.

Por isso, faça algumas mudanças no seu dia a dia que possibilitem o seu corpo aumentar o gasto de energia.

Por exemplo, se você tem o costume de ir sempre de carro para o trabalho ou para outro lugar, se possível, troque o caso por uma bicicleta ou até a pé mesmo. Essa é uma boa estratégia para aumentar o gasto de energia.

Outras estratégias são trocar o elevador pelas escadas, passear com o cachorro todos os dias.

74. Evite ficar beliscando

Você que pretende emagrecer deve tomar muito cuidado com petiscos e lanchinhos fora de hora. Isso popularmente se chama beliscar. Tem muita gente que tem esse hábito e isso pode ser prejudicial para a perda de peso.

Quando você faz isso, acaba perdendo a noção do quanto come durante o dia apenas beliscando lanchinhos avulsos, que geralmente são lanchinhos não muito saudáveis, o que pode fazer com que você coloque para dentro do seu corpo mais calorias do que deveria. Além disso, você pode estar ingerindo componentes e ingredientes que não irão nutrir o seu corpo adequadamente.

Quando você belisca comidas durante o dia também suprime a fome que deveria estar presente para as refeições principais, ou seja, no café da manhã, almoço, jantar e os lanches em horários regulares. Com isso, você pode pular uma refeição que deveria estar presente no seu plano alimentar deixando de consumir alimentos e preparações ricas em nutrientes e que realmente sejam adequadas para a perda de peso.

Portanto, se você quer emagrecer de forma saudável, evite ficar beliscando uma comida aqui ou outra ali, pois isso apenas prejudica o andamento da dieta e do emagrecimento.

75. Tenha cuidado com os lanches

Os lanches são de extrema importância nas dietas para emagrecer, pois, no dia a dia, nessas refeições geralmente estão presentes alimentos não muito indicados para quem deseja emagrecer como os carboidratos, por exemplo. Por isso, os lanches devem ser adaptados de forma que contribuam para a perda de peso.

Uma das principais adaptações que devem ser feitas é a substituição do pão, um alimento muito presente no lanche dos brasileiros, que é rico em carboidrato refinado, já que é feito de farinha de trigo refinada. Outros ingredientes considerados não saudáveis também entram nessa lista de substituição como a margarina, por exemplo.

Você pode substituir o pão e outros alimentos também muito presentes na nossa culinária como bolos, biscoitos e outras massas por outras receitas como o pão, bolo e biscoito low carb feito de algumas farinhas pobres em carboidratos como, por exemplo, farinha de oleaginosas (amêndoas, castanhas, etc.), a farinha de sementes (linhaça, chia, etc.), a farinha de coco, entre outras.

Você também pode incluir nos lanches ovos, carboidratos de moderado índice glicêmico como a batata doce, frutas e outros alimentos fontes de fibras, proteínas, gorduras boas e com baixo teor de carboidrato.

76. Inclua sopas na sua dieta

As sopas estão em alta em dietas de emagrecimento. São preparações muito saudáveis e ricas em nutrientes, mas, para isso, o ideal é que sejam feitas de forma totalmente natural sem adição de ingredientes industrializados para que ofereçam todos os benefícios não somente para o peso, mas para a saúde em geral.

Sabendo preparar adequadamente, as sopas podem contribuir para a perda de peso por serem pobres em calorias e ricas em fibras. Além disso, podem exercer ação diurética e termogênica. Como já vimos, essas propriedades são de grande importância para quem quer emagrecer.

Por isso, inclua nas sopas alimentos que tenham baixo teor de calorias e que sejam ricos em fibras como as hortaliças, além de alimentos diuréticos e alimentos termogênicos. Alguns exemplos de alimentos termogênicos que você pode acrescentar nas sopas são o gengibre e a pimenta, por exemplo.

No penúltimo capítulo deste livro digital, há uma consideração mais detalhada e com muitas sugestões sobre dietas saudáveis indicadas por nutricionistas e nutrólogos. Você encontrará várias opções de receitas de sopas saudáveis que ajudam emagrecer.

77. Tome água com limão

O limão é uma fruta pouco calórica e rica em nutrientes como vitamina A, vitamina E, vitamina C, magnésio, fósforo e potássio. Sua ação alcalinizante deixa o pH do sangue menos ácidos, fato que favorece o funcionamento do organismo como um todo.

Uma das 120 maneiras diferentes de emagrecer é tomar um copo de água com meio limão espremido pela manhã. Seu efeito detox parece ser maior quando consumido em jejum, por isso a recomendação de se consumir antes do café da manhã. Pois esse é o horário em que seu sistema digestivo é capaz de eliminar mais toxinas.

78. Tome café

O café é rico em cafeína, substância termogênica que eleva a temperatura do organismo e, com isso, acelera o metabolismo. Portanto, aquele famoso cafezinho pode te auxiliar a perder peso.

A medida considerada saudável de café é ainda controversa. Comumente se sugere até três xícaras de café sem açúcar por dia.

O café deve ser consumido com moderação por pessoas que possuem problemas gástricos, como gastrite e úlceras e por pacientes com problemas cardíacos, por conta do seu efeito estimulante.

79. Fotografe tudo o que comer

Mais do que postar nas redes sociais, de acordo com uma pesquisa da Universidade de Liverpool, na Inglaterra, fotografar a comida é uma maneira de se conscientizar do que você está comendo e fazer escolhas mais saudáveis. Ter essa ideia é fundamental para descobrir o que precisa ser mudado na sua dieta, se precisa variar mais os alimentos, incluir frutas, legumes e verduras.

Essa é uma forma semelhante e evoluída dos diários alimentares, que por vezes as pessoas esquecem de escrever. Ter o registro fotográfico te dá mais noção do quanto e o que você está consumindo e assim fazer melhores escolhas na próxima refeição.

Outro benefício de fotografar o que vai comer, é que o nosso cérebro funciona "por imagens". As imagens que ficar gravada na sua mente, o cérebro toma imediatamente como novo hábito de alimentação, e você começará a fazer seus pratos e sua alimentação com sua mente trabalhando no "piloto automático", exatamente do jeito que imaginou, virando assim seu novo padrão de alimentação.

80. Use pratos menores

Para quem tem dificuldade de controlar a quantidade de comida, uma maneira diferente que te ajuda a emagrecer é utilizar pratos menores. Essa pratica dá a sensação de que tem bastante comida no prato. O contrário também é verdade. Pratos muito grandes dão a aparência de que tem pouca comida e então acabamos exagerando na quantidade em que nos servimos.

Use garfos maiores

A relação do tamanho dos pratos nós já vimos, agora veja que curioso: De acordo com uma pesquisa sobre a relação entre o tamanho dos pratos e ingestão de alimentos, cientistas italianos constataram que aqueles que usaram garfos maiores comem menos do que aqueles que preferem menores.

81 –Coma amêndoa

As amêndoas, quando aliadas a uma dieta auxiliam na perda de peso. Ricas em vitamina E, vitaminas do complexo B e gorduras monoinsaturadas, as chamadas gorduras boas responsáveis por manter o nível de açúcar no sangue estável e ativar o metabolismo da queima de gorduras.

Sua propriedade de queimar gordura foi comprovada por uma pesquisa publicada na revista americanaInternational Journal of Obesity. Nela, voluntários que comeram essa oleaginosa por seis meses eliminaram 18% da gordura corporal contra 11% dos que não consumiram.

A quantidade recomendada para não afetar na dieta é de 12 unidades consumidas durante o dia, o que contém menos de 100 calorias.

82. Manere no álcool

Outro hábito que você deve seguir para emagrecer de forma saudável é evitar o consumo de bebidas alcoólicas. Estas bebidas são ricas em calorias e também em açúcares e já vimos que estes dois itens influenciam diretamente no aumento de peso, principalmente os açúcares. Além disso, quem tem o hábito de beber regularmente pode ter problemas com a absorção de nutrientes e isso também é prejudicial para uma perda de peso saudável. Uma bebida em especial, o vinho tinto, é rico em um componente, o resveratrol, que é um antioxidante muito importante para a saúde. Neste caso, vale a pena tomar vinho tinto moderadamente e evitar o consumo de outras bebidas alcoólicas que apenas oferecem calorias e açúcares para o organismo e não ofertam nenhum benefício.

O álcool pode acabar com sua dieta de maneiras distintas. A primeira é abusando dos aperitivos. Isso mesmo, tomar uma cervejinha com um acompanhamento pode até ser bom, mas é extremamente calórico. Se não bastasse as calorias da bebida, cerca de 7 calorias por mililitro, ainda se soma as calorias dos aperitivos que geralmente são bem calóricos.

Outro efeito do álcool que pode dificultar a perda de peso é a desidratação. Fato que dificulta a manutenção da massa magra e aumenta a propensão de acumular gordura.

A maltose, que é o açúcar da cerveja, tem um índice glicêmico mais alto do que o pão branco. A reação da insulina à maltose causa o armazenamento de gordura no abdome, dando origem ao que chamamos de "barriga de cerveja".

83. Não fume para perder peso

Outro hábito saudável que você deve ter é não fumar. O fumo é uma prática que pode levar sim a pessoa a perder peso. Essa perda de peso pode acontecer por causa da perda das papilas gustativas causadas pela nicotina presente no cigarro, porque a nicotina acaba suprimindo o apetite e porque fumar acelera o trabalho do metabolismo.

Porém, essa perda de peso através do fumo é uma prática não saudável porque essa prática pode trazer uma série de prejuízos para a saúde e doenças, e uma dessas doenças é o câncer de pulmão. Além disso, quem fuma e emagrece pode acabar ganhando peso ao envelhecer. Portanto, fumar para emagrecer pode prejudicar a saúde e causar o efeito contrário em longo prazo e, por isso, esse hábito deve ser eliminado da sua vida. Para emagrecer de forma saudável existem outras formas como vimos ao longo deste e-book.

84. Fazer mais refeições

Engana-se quem pensa que perder peso é sinônimo de restringir comida! Comer a cada 3 ou 4 horas, totalizando 5 refeições diárias pode acelerar o metabolismo em até 15%. E é fácil entender isso! Fazendo várias refeições você não sente fome e não exagera da próxima vez que comer. Frutas e iogurte desnatado são dicas de lanches intermediários saudáveis e gostosos.

Jantar até às 8 da noite

Jantar muito tarde e dormir logo depois não é nada bom! Primeiro porque isso dificulta a digestão, segundo, porque o metabolismo pisa no freio à noite e trabalhando menos, a queima calórica é bem mais lenta. Por isso, jante até às 8 horas e coma um bom prato de salada ou uma sopinha.

85. Mantenha-se longe dos exageros alimentícios

Com toda certeza você sabe qual é aquele alimento que você não consegue resistir. Aquele que você não se contenta em comer apenas um e só para quando o pacote está vazio. Para não cair em tentação e chutar o balde com a dieta, mantenha-se longe desses pecados alimentícios. O ideal é nem os comprá-los, para evitar tê-los ao seu alcance. Até porque você sabe que você não vai comer só um. Diz o ditado: o que os olhos não vêem o coração não sente. Assim, evite ter em sua casa aqueles alimentos que você sabe que pode pôr tudo a perder na sua dieta. Uma vez reativado os hábitos antigos, estes se tornam mais resistentes, tornando difícil manter a dieta e consequentemente, voltará a ganhar peso novamente.

86. Leve o prato montado para a mesa

Deixar a comida perto de você só a fará querer comer mais, por mais que já tenha consumido uma quantidade suficiente. Dificultar o acesso à comida o fará repensar sobre repetir a refeição e nesse intervalo é possível que perceba que não precisa comer mais.

Centralize a comida no prato

No mesmo conceito do utilizar pratos menores, o que vale também é centralizar a comida no prato. Como também comemos com os olhos, ver a comida no centro dá a impressão de que tem mais do que realmente tem. Mais ainda, visualizar uma quantidade pequena de comida ajuda nosso cérebro a consolidar o hábito de nos sentirmos saciados comendo menos.

87. Leia o rótulo dos alimentos

Os rótulos trazem mais informações do que o valor calórico do produto. Este valor é importante, ainda mais se esteja fazendo uma dieta com contagem calórica, porém não deve ser a única informação levada em conta.

Alimentos com altos teores de açúcar, sal e gordura trans devem ser evitados. Compare os rótulos e evite alimentos que contenham xarope de glicose ou glicose de milho, açúcar, sal e gordura vegetal ou hidrogenada.

88. Transforme os legumes

Seria muito fácil somente dizer aumente o consumo de legumes. Que eles fazem bem e que devem ser incluídos na dieta a maioria das pessoas sabe, porém, na hora de fazer isso, muitos se deparam na dificuldade de prepara-los de forma mais interessante e saborosa e acabam comendo sempre os mesmos e da mesma maneira, fato que o tornam desinteressantes com o tempo.

Para isso não acontecer com você, invista em formas diferentes de preparo e consequentemente aumente o consumo desses alimentos. Algumas formas de preparo diferentes de simplesmente refogados, é grelhar, temperar com molho shoyu light, assar com alecrim e sal grosso, preparar uma maionese light ou, simplesmente, consumir cru temperado com suco de limão e azeite.

89. Vá de Abóbora

Saborosa e nutritiva, a abóbora ajuda a emagrecer pois possui poucas calorias e é fonte de fibras. 100 gramas de abóbora têm apenas 19 calorias e pode ser incluída na dieta sem medo.

As fibras presentes em abundancia na abóbora promovem a sensação de saciedade, fato que contribui para o menor consumo de calorias ao longo do dia. As fibras ainda desaceleram o ritmo de absorção de glicose e mantem os níveis de açúcar no sangue estáveis.

Mingau de abóbora, sopa de abóbora, salada de abóbora, doce light de abóbora, não importa, incluí-la na sua alimentação é uma das 120 maneiras diferentes de emagrecer.

90. Não coma na frente da TV

Na hora de comer, mantenha os aparelhos eletroeletrônicos desligados. Comer vendo TV, por exemplo, aumenta o risco de consumirmos uma maior quantidade de comida. Isso não vale somente para a TV e sim para qualquer distração, seja o celular, o tablete, um livro. Quando estamos distraídos fazendo alguma coisa, não percebemos a quantidade de alimentos que consumimos e consequentemente, comemos muito mais que o planejado, retardando seu planejamento para emagrecer.

Outro motivo de evitar para não comer vendo TV ou outras distrações, é que vira hábito, tornando um obstáculo a mais, para emagrecer.

91. Tome leite

Usufrua dos benefícios do leite. Para isso, inclua o leite na sua alimentação, é claro, se não tiver intolerância à lactose.

Como ele é um alimento com alto teor de cálcio, ele estimula a queima de gordura e ativa certas enzimas durante a digestão.

Fique atento a alguns sinais de alergia à proteína do leite como difícil digestão, gases e barriga. Se esse é seu caso, o consumo de leite só resultará em quilos extras decorrentes da inflamação nas células.

Outras alternativas, além do leite, é apostar em outras fontes de cálcio como a couve, brócolis e gergelim.

Diferença entre os tipos de leite

Leite integral: é o leite que apresenta maior teor de gordura (3,5% de gordura), pois mantém toda a gordura presente naturalmente no leite.

Leite desnatado: também chamado de leite magro, é aquele que passa por um processo de centrifugação para retirar a gordura (nata). Contém 1% de gordura e teor de proteínas e carboidratos similar ao leite integral, diferenciando-se apenas pelo menor teor de gordura, que também resulta em um produto com menos calorias.

Leite semidesnatado: é um intermediário entre o leite desnatado e o leite integral, apresentando 2% de gorduras, pois também passa por centrifugação para retirar parte da gordura.

Leite em pó: é o leite que foi desidratado, processo que retira toda a água para aumentar a durabilidade do produto. Seu teor de gordura pode variar de acordo com o leite líquido que foi utilizado, sendo assim, o leite em pó desnatado é feito com o leite líquido magro e apresenta teor de gordura menor. Se for diluído em água e consumido como o leite líquido tem quantidade de calorias e poder engordativo similar. No entanto, dependendo de como for consumido, o leite em pó engorda, já que é um produto mais concentrado.

Todos os leites contêm lactose, seja integral ou desnatado, líquido ou em pó. O leite sem lactose passa por um outro processo, que quebra o açúcar do leite para facilitar sua digestão.

Leite integral ou desnatado

Muita gente evita o leite rico em gordura por pensar que o leite integral engorda. No entanto, atualmente, sabe-se que a gordura não é a maior vilã da dieta e não deve ser excluída da alimentação, mesmo por quem quer emagrecer. Inclusive, existem muitas dietas de emagrecimento que priorizam alto consumo de gorduras, reduzindo o consumo de carboidratos que, em excesso, aumentam a formação do tecido adiposo. É o caso da dieta LCHF (low carb hi fat). Portanto, mesmo que apresente menor teor de gordura e calorias, assim como o leite integral, o leite desnatado engorda, se consumido em uma dieta desequilibrada.

92. Tenha horários regulares para comer

Uma maneira diferente para emagrecer é fazer as refeições no mesmo horário. Quando seu corpo aprende qual a hora de dormir, acordar e comer ele funcionará melhor.
O hábito de ter horários regulares para comer evita a fome frequente e as idas noturnas à geladeira.

Coma de tudo com moderação

Para funcionar plenamente, o corpo necessita de uma variedade de nutrientes. Algumas dietas restritivas privam o organismo e podem ser prejudiciais, principalmente se aplicadas por um período muito longo. Coma de tudo, mas sempre com moderação. Faça escolhas mais saudáveis, se sinta satisfeita e ainda perca peso.

93. Coma na frente de outras pessoas

O simples fato de comer em público já faz com que ingerimos menos alimentos. Segundo pesquisa da *Universidade de Cornwell*, quem come sozinho, come até três vezes mais do que quem come na presença de outras pessoas.

Quando comemos em público ou com outras pessoas, sentimos na obrigação e no bom senso, de manerar no excesso de comer, principalmente quando as pessoas que estão conosco ou a nossa volta comem de forma moderada e sem excessos.

Evite jantar com pessoas magras que comem muito

Sabe aquele seu amigo magro de ruim? Não jante com ele. Isso mesmo que você leu. Um curioso e recente estudo publicado no Journal of Consumer Research revelou que pessoas que normalmente jantam em companhia de amigos magros e cheios de apetite, estão mais propensas a comer demais. Acabam perdendo a noção e o controle, seguindo a onda de comer muito dos amigos.

94. Tome Chá Verde

Incluir algumas xícaras de chá verde todos os dias pode valer a pena. Essa bebida milenar tem seu poder de emagrecimento cientificamente comprovado.

Extraído da planta Camellia sinensis, o chá verde tem altas concentrações de antioxidantes, desintoxica, desincha, acelera o metabolismo e queima gordura.

Segundo pesquisa publicada no American Journal of Clinical Nutrition, pessoas que beberam de seis a oito xícaras de chá verde por dia queimaram, ao final do estudo, 4% a mais de gordura que o grupo que não tomou o chá. A explicação se dá pela ação lipolítica do chá verde. Ele não só queima gordura, como também acelera o metabolismo, desintoxica e facilita a digestão

O consumo habitual de chá verde também se mostrou eficaz na prevenção de doenças do coração, pelo fato de reforçar as artérias, diminuir as taxas de colesterol ruim e impedir o acúmulo de gordura na parede dos vasos sanguíneos. A bebida também previne inflamações na gengiva e até tumores malignos de boca e mama.

95. Inclua a pimenta no cardápio

As pimentas do gênero Capsicum possuem atividades antimicrobiana, anti-inflamatória, anticancerígena, diminuem os níveis de colesterol, melhoram a digestão e ainda ajudam a emagrecer.

Por ter um efeito termogênico, ou seja, capaz de acelerar o metabolismo e aumentar o gasto calórico. O consumo de 6 gramas de pimenta queima cerca de 45 calorias.

A substância responsável pelo efeito termogênico é a capsaicina, capaz de aumentar a taxa metabólica em até 20%.

Além disso, outra propriedade da pimenta que auxilia no emagrecimento é sua capacidade de diminuir o desejo de ingerir proteínas, carboidratos e gorduras. Segundo estudos, isto ocorre pelo fato da pimenta aumentar a atividade do sistema nervoso simpático responsável pelo comportamento de ingestão alimentar.

As principais pimentas do gênero Capsicum encontradas no Brasil são: jalapeño, pimenta de cheiro, pimenta de bode, cumari-do-Pará, malagueta, dedo-de-moça, murupi, biquinho e Cambuci.

96. Soltar o talher na mesa após cada garfada

Só o fato de não ficar segurando os talheres já te ajuda a emagrecer. Quando estamos segurando os talheres comemos no impulso, no automático, sem mastigar direito.

O ideal é comer lentamente, para dar tempo do estomago enviar um sinal para o cérebro de que já estamos satisfeitos. Isso dura em média 15 minutos.

Portanto, soltar os talheres após cada garfada e mastigar bem os alimentos, vai ajudar a reduzir o ímpeto de comer. Se ainda, conseguir comer mais lentamente, vai observar que terá mais controle sobre a quantidade que alimenta.

97. Compre comida no dinheiro

Comprar comida com dinheiro em espécie te deixa mais consciente em relação à quantidade de dinheiro que está sendo gasta. Dessa maneira é bem pouco provável que você vá encher o carrinho com guloseimas e coisas que não precisa. A conclusão é de um estudo publicado no *The Journal of Consumer Research*.

Por isso, emagrecer é não levar o cartão de crédito para o supermercado, evitando assim compras desnecessárias. Dessa forma você economiza dinheiro e calorias. Outra dica, é evitar comprar guloseimas e doces, deixando na geladeira ou dispensa, pois sempre que ficar ansiosa ou frustrada, será tentada a comer os doces. Só comprando no dinheiro e quando der vontade, obriga-a a ter um maior controle, além de frear a vontade de comer por impulso.

98. Coma pedaços pequenos de vegetais

Parece confuso, mas não é. No mínimo é uma maneira diferente de emagrecer. É cortar esses alimentos em pedaços bem pequenos, assim você engana o cérebro de que há maior quantidade de comida no prato e sente como se estivesse comendo mais do que realmente está.

Coma também pedaços grandes de vegetais

Pedaços grandes de vegetais são comidos mais devagar pois levam mais tempo para ser mastigados. Esse é o tempo em que nosso organismo precisa para enviar o comando de que está satisfeito o que acaba fazendo com que se coma menos de uma maneira geral. Comer pedaços grandes de vegetais aumentam a sensação de saciedade pois demoram mais para serem mastigados.

99. Mastigue sem pressa

Mastigar bem, além de auxiliar na digestão, emagrece. O ideal é *mastigar* pelo menos 30 vezes antes de engolir.

Mastigar várias vezes e em ritmo lento contribui para que o cérebro receba a informação que você está comendo e libere os hormônios da saciedade. Isso demora aproximadamente uns 15 minutos para acontecer a partir do momento em que começamos a comer.

A mastigação lenta faz com que o organismo se sinta saciado com a ingestão de uma quantidade menor de comida. Já quando comemos sem mastigar direito, só ficamos satisfeitos quando o estômago estiver bem cheio e dilatado.

Além de poder causar problemas digestivos como gastrite, úlceras e refluxo, a mastigação inadequada também pré-dispõe um consumo de calorias muito acima do necessário.

Coma devagar. Leva uns 15 a 20 minutos para o estômago indicar ao cérebro que está cheio. Portanto, comer devagar o ajudará a 'comer à saciedade' não mais que isso!

Mastigar bem os alimentos

Tem gente que come tão depressa que você até fica cansado de ver. E comer rápido demais faz o cérebro se confundir e enviar sinais que você precisa de mais comida. Por isso, mastigar devagar é um hábito saudável, porque ao mastigar por 20 minutos o cérebro entende que aquela quantidade de comida é suficiente e também para você sentir o sabor dos alimentos.

100. Ar Condicionado engorda

Muito útil para suportar os verões brasileiros, o ar-condicionado, em uma temperatura neutra, ou seja, nem frio nem quente, não estimula o corpo a produzir calor e gastar energia.

Na opinião de certo endocrinologista, é que se essa temperatura diminuir, o frio faz com que o organismo trabalhe mais para produzir calor, e assim promove um gasto energético e o consumo de calorias. O ar condicionado facilita o ganho de peso de pessoas que ficam em ambientes climatizados. Em locais onde o condicionador de ar fica ligado por longos períodos, exemplo de escritórios, o corpo humano entra no estado de termorregulação e não gasta energia para estabilizar a temperatura. Se não gasta energia, não elimina calorias, logo, tende a acumular mais gordura.

Em ambientes sem climatização, o corpo precisa se ajustar às temperaturas externas. Esta variação térmica faz com que o organismo "trabalhe" mais, tanto para se aquecer, quanto para resfriar. Então, neste processo natural ele gasta mais energia e queima calorias. Cabe registrar que o estado de termorregulação não é o suficiente para tornar uma pessoa obesa, mas de certa forma atua como um fator adicional no acúmulo de gordura.

101. Passe longe dos adoçantes artificiais

Adoçantes artificiais nada mais são do que substâncias químicas sintéticas que estimulam os receptores de sabor doce na língua. Ou seja, eles promovem e dão aos alimentos um sabor doce, sem calorias. Os tipos de adoçantes artificiais mais comuns são aspartame, sacarina, acessulfame de potássio, neotame, sucralose e stevia.

Adoçante parece bom para você? Saiba que não é. Se você quer encontrar maneiras diferentes de emagrecer, não vai ser trocando o açúcar pelo adoçante.

Os adoçantes artificiais elevam o nível de açúcar no sangue e também os níveis de insulina. Seu uso contínuo pode causar sintomas como dores de cabeça, ganho de peso e até doenças cardiovasculares.

Mas o maior malefício dos adoçantes é o vício em doces. Como eles agem sobre os receptores de sabor doce na língua, eles deixam o organismo acostumado com sabores cada vez mais doces.

O consumo excessivo de açúcar pode causar inúmeras doenças como obesidade, diabetes, esteatose hepática, doenças cardiovasculares, entre outras.

102. Banho de contrastes

Essa maneira inusitada promete estimular o metabolismo e te fazer queimar mais gorduras, é o banho de contrastes.

Esse método consiste em mudar a temperatura da água de quente para fria, causando uma espécie de choque térmico que faz seu metabolismo trabalhar para se adequar à nova temperatura.

Para isso, você precisa apenas seguir alguns passos simples e é feito durante o banho mesmo. O primeiro passo é esquentar a água por 3 a 4 minutos. Em seguida, reduza consideravelmente a temperatura por até 40 segundos. Você deve repetir esse ciclo de 3 a 4 vezes durante o banho terminando sempre com água gelada.

103. Respire corretamente

Parece estranho, mas a forma de respirar é uma maneira diferente de emagrecer. A maneira correta que você deve inspirar e expirar é com o seu ventre e não com o seu peito. Respirando corretamente você fortalece os grupos musculares da barriga. Isso ajuda a deixar seu abdômen mais definido e sua cintura mais fina.

Existe relação direta entre o ganho de peso e o estresse. Para controlar este ciclo "estresse, dieta e ganho de peso", técnicas de respiração auxiliam de maneira eficaz na redução na liberação de hormônios que levam ao ganho de peso.

Porém, engana-se quem acredita que é possível emagrecer apenas com técnicas de respiração. "Para que se tenha uma redução efetiva na perda de peso, além de técnicas corretas de respiração, é necessário a pratica de atividade física, além de hábitos alimentares saudáveis.

104. Escove os dentes

O hábito higiênico de escovar os dentes também é uma forma de emagrecer. Quando terminar uma refeição, antes de pensar na sobremesa, vá escovar os dentes.

Escovar os dentes é uma maneira de enganar a fome e a vontade de comer. Por mais estranho que possa parecer, depois de escovar os dentes você pensa duas vezes antes de comer.

A explicação está no sabor mentolado da pasta de dente que envia um sinal ao cérebro de saciedade, controlando assim o apetite.

105 - Aromaterapia

O cheiro é capaz de enganar seu cérebro. Já notou que durante a preparação de alimentos, seu apetite vai embora depois de alguns minutos cozinhando? Isso acontece porque o aroma das comidas engana o nosso cérebro e envia um sinal de que estamos satisfeitos. Os aromaterapeutas inclusive aconselham inalar o aroma de maçã ou baunilha quando você fizer dieta.

A aromaterapia pode ajudar a emagrecer pois é capaz de estimular o cérebro e melhorar a disposição mental e psicológica, tornando mais fácil seguir uma dieta e manter uma rotina de exercício frequente.

Além disso, alguns óleos usados em aromaterapia também podem diminuir o apetite, além de aliviar situações de ansiedade ou depressão, que estão muitas vezes associadas ao excesso de fome e à vontade de comer alimentos mais calóricos.

A aromaterapia não deve ser utilizada como técnica única para perder peso, mas pode ser utilizada como um complemento para a dieta e exercício físico. O ideal é que, para obter os melhores resultados, se consulte um aromaterapeuta.

106. Mude a cor da cozinha

Tons frios na cozinha e em pratos, como o azul e o verde tiram o apetite e acalmam o sistema nervoso. A explicação está no seu subconsciente que não relaciona essas cores com comida.

Coma no escuro

Comemos com os olhos também. Então, e se não víssemos a comida? Comer no escuro seria uma maneira de comer apenas o necessário, uma vez que você não vê quanta comida ainda tem no prato.

Se totalmente no escuro não é a sua, experimente comer com luz baixa, a luz de velas por exemplo. Isso deixa o ambiente mais acolhedor. Assim você tende a comer mais devagar e menos.

107. Se arrume para comer

Preparou aquela janta em casa? Tire o pijama e coloque uma roupa elegante. Parece estranho, e é, por isso entrou para a lista das 120 maneiras diferentes de emagrecer.

Comer bem vestido faz com que nos comportemos de maneira mais formal e assim, comemos mais lentamente, com mais cuidado, mastigando mais e dando tempo para nosso cérebro receber o sinal de que estamos satisfeitos.

Uma roupa mais elegante nos faz sentirmos em uma situação de formalidade, nos preocupamos em não sujar o vestido. Vale tentar.

Vá de cremes

Nas farmácias e drogarias é possível encontrar diferentes cremes redutores. Esses cremes são termogênicos e estimulam o metabolismo na parte em que foram aplicados, melhorando a circulação sanguínea e a drenagem linfática. Associados a uma massagem eles intensificam seus efeitos. No entanto, se optar por essa forma de emagrecer, lembre-se se utilizá-la como complemento no emagrecimento e não como a principal forma de emagrecer, pois os resultados desses cremes ainda são questionados por profissionais.

108. Tenha uma Cintura Fina

As pessoas com maior volume de gordura na cintura, correm mais riscos de contrair doenças fatais. Por exemplo, uma cintura maior que 1 metro para os homens, indica uma probabilidade considerável de problemas cardíacos e diabetes. O mesmo se aplica as mulheres. Uma mulher com abdômen volumoso está mais sujeita a apresentar os mesmos problemas de saúde.

A OMS (organização mundial da saúde) calcula que, até 1/3 (um terço) do câncer de cólon, dos rins e do aparelho digestivo, é causado pelo excesso de peso, pela inatividade e vida sedentária. Fica evidente, que o acúmulo excessivo de gordura na barriga é muito perigoso.

Por outro lado, uma cintura fina também evita um dos principais problemas de saúde da atualidade: o diabetes. Um estudo realizado pelo ministério da saúde do Brasil, apontou a existência de mais de 11 milhões de diabéticos. E a gordura abdominal estava relacionada com a maioria dos diabéticos.

Por esses motivos de saúde, e por ser sua meta de emagrecimento, como também de ter uma ótima aparência física, além de elevar sua autoestima, por todas essas razões, tenha por meta ter uma "cintura fina".

109. Dietas para emagrecimento

Com uma pesquisa rápida, numa conversa entre amigas, na televisão, em revista, é muito fácil de deparar com uma nova dieta. São várias as opções de dietas para emagrecer. Tem sempre alguma conhecida que fez determinada dieta e que jura que deu certo.

Algumas dietas restringem algum grupo alimentar, como carboidratos, gorduras, outras calorias. Tem ainda aquelas que se concentram em algum tipo de alimento, como a dieta da sopa, da abóbora, do ovo, entre outras.

Existem as chamadas dietas da moda como é o caso da dieta detox, da low carb, da paleolítica, da barriga negativa. É só alguma famosa falar que faz ou fez que a procura por cardápios dessas dietas aumentam.

Outras dietas parecem resistir ao tempo. É o caso da dieta dos pontos, que há mais de 40 anos é uma das dietas mais seguidas no Brasil. Ou a dieta da USP que causa polemica por causa do seu nome e suas restrições alimentares.

Tem as dietas que fazem muito sentido, que visam reduzir o consumo de calorias e grupos alimentares não tão bons, outras perigosas e que não são nem um pouco recomendadas.

A expressão "dieta para emagrecer" está associada à ideia de restrições alimentares. Por outro lado, sugere sempre, algo limitado no tempo e provisório. Na maioria das vezes, a pessoa volta a engordar assim que deixa de fazer a dieta e se quiser continuar magra, terá que fazer tudo novamente.

A procura por dietas para emagrecer é constante. Surgem inúmeras dietas novas a toda hora que seria praticamente impossível listar todas. Por isso escolhemos citar neste ebook somente as dietas saudáveis, indicadas por profissionais.

As dietas recomendadas por Nutricionistas e Nutrólogos, normalmente são equilibradas e que evitam os extremos para a saúde.

110. Reeducação alimentar ajuda emagrecer

A reeducação alimentar é fundamental para perder peso. A grande sacada desse método é que ele é racional, por isso é tão apreciado por nutricionistas e nutrólogos. Mas, a reeducação alimentar é um aprendizado e como qualquer aprendizado requer tempo e paciência. Se você não sabe o que significa é hora de entender o conceito e a importância da reeducação alimentar para emagrecer.

O que é reeducação alimentar?

A reeducação alimentar significa reaprender a comer. Nesse processo você muda sua relação com a alimentação, deixando de fazer dietas restritivas, aprende a escolher refeições nutritivas e entende que comer um docinho de vez em quando não é nenhum pecado.

Bom, mas como fazer a reeducação alimentar? O primeiro passo é reeducar a mente. Se você cogita a ideia de mudar seus hábitos alimentares é porque percebeu que sua alimentação não é adequada. Porém, mais que perceber que precisa fazer algo para mudar a alimentação é preciso tomar consciência que a reeducação alimentar exige mudanças drásticas no estilo de vida e que é uma atitude para a vida toda.

5 Dicas práticas para fazer reeducação alimentar

A primeira dica é procurar um nutricionista ou nutrólogo para explicar porque você deve acolher determinados alimentos, quais quantidades e, principalmente como organizar sua nova rotina de alimentação. Contudo, se você não puder ter orientação profissional neste momento isso não significa que você não pode mudar seus hábitos alimentares.

Entender a funcionalidade dos alimentos

Falamos que reeducação alimentar é reaprender a comer. E isso significa entender porque alimentos ricos em fibras são melhores do que os alimentos ricos em gordura, sal e açúcar. Mais do que isso é preciso entender que existem 4 grupos básicos de alimentos, os

amigos, aceleradores, moderados e sabotadores, conheça os
significados:

Alimentos amigos: sem limite de quantidade para consumi-los
porque atuam no emagrecimento. Os exemplos de alimentos
amigos são as leguminosas (feijão, grão de bico, ervilha),
verduras, legumes, ovos e carnes magras.
Alimentos aceleradores: devem estar em pelo menos uma
alimentação para turbinar o metabolismo e acelerar a queima de
gordura. Os principais exemplos de alimentos aceleradores são a
pimenta, o gengibre, o chá-verde, o chá de hibisco e a canela.
Alimentos moderados: o consumo desses alimentos deve ser
moderado, porque embora tenham nutrientes podem favorecer o
aumento de peso se ingeridos sem controle. Os cereais, as raízes,
as frutas e os óleos são exemplos de alimentos moderados.
Alimentos sabotadores: devem ser restringidos ao máximo.
Refrigerantes, bebidas alcoólicas, temperos, molhos e comidas
prontas e doces são alguns exemplos de alimentos sabotadores.

Organize seus alimentos
Armazene frutas, legumes e verduras lavados, descascados e picados
para facilitar o cotidiano. Se for possível congele para o dia que você
não tiver tempo ou não querer ficar muito tempo cozinhando.

Leve marmita e lanches para o trabalho

Para fazer a reeducação alimentar no trabalho, invista na marmita e
os lanches saudáveis! Dessa forma você economiza dinheiro e tem
certeza que não fugirá do seu objetivo de entrar em forma.

Movimente-se

Se o dinheiro não der para academia, substitua o elevador pela
escada e se usar ônibus, desça um ponto antes para caminhar. Até
mesmo as atividades domésticas ajudam na queima de calorias.

Aposte na reeducação alimentar

Não tem muito segredo. Consumir alimentos saudáveis e pouco calóricos com certeza é uma das melhores maneiras de emagrecer de forma saudável.

É através da alimentação que obtemos todos os nutrientes essenciais que nosso organismo precisa para funcionar de forma ótima.

A maioria das pessoas sabem que uma alimentação saudável é benéfica tanto para a saúde geral do corpo quanto para manter o peso ideal. Porem muitas não conseguem botar isso em prática.

O supermercado está cheio de comidas congeladas, práticos e também cheios de químicas. Por muitas vezes optamos por uma comida assim por preguiça ou falta de tempo, mesmo sabendo dos malefícios nos permitimos a ingeri-las. Só que essa conta uma hora aparece na perda de qualidade de vida, nas doenças e no sobrepeso.

Nunca é tarde para mudar isso. Você pode começar agora sua reeducação alimentar. Pode ser aos poucos. Vá incluindo escolhas mais saudáveis na sua dieta, conheça os alimentos, o funcionamento do seu corpo. Você vai ver que é possível emagrecer e ter mais saúde.

111. Aprenda a conquistar a mente de uma pessoa magra para emagrecer

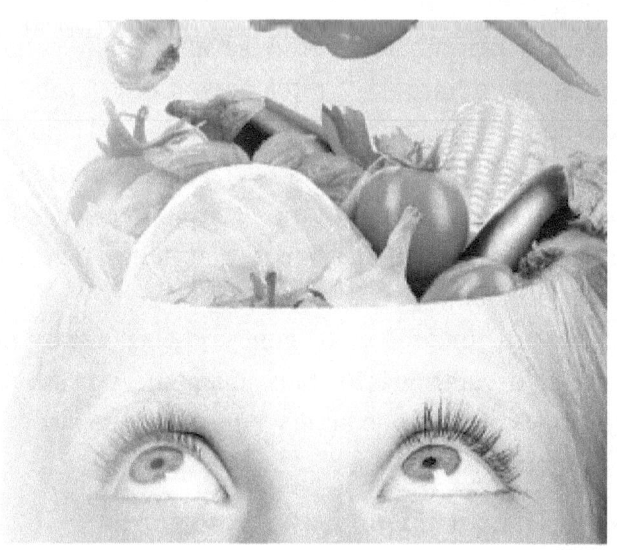

Você com certeza já deve ter ouvido falar de alguém que tenha "pensamento de gordo". Se bobear você mesma pensa dessa forma e nem imagina! Mas, o que é ter uma "mente gorda" e como ter uma "mente magra"? Você descobrirá e entenderá as consequências para a saúde em continuar a "pensar gordo".

Qual a diferença entre pensamento gordo e o magro?

Antes de mais nada é preciso deixar claro que o pensamento de gordo não é exclusivo de quem está acima do peso. O pensamento gordo acontece quando as áreas do cérebro que controlam os impulsos trabalha mais do que as áreas responsáveis pelo controle. Funciona assim: quem tem pensamento gordo come muitas vezes sem estar com fome e não consegue se controlar diante de nenhum tipo de comida.

Essa falta de controle é devido à liberação exagerada de serotonina, hormônio que traz bem-estar. No organismo de quem come desordenadamente, os níveis de serotonina reduzem drasticamente em pouco tempo e precisa ser reposta, daí a vontade de comer que nunca pára. É um comportamento semelhante aos usuários de drogas.

As pessoas com pensamento gordo se alimentam com pouco ou nenhum intervalo entre as refeições. Como sabe que será recriminada por comer tanto em pouco tempo, ela pode comer às escondidas e depois sentir culpa, o que acarreta em mais frustração e, consequentemente, leva a outra refeição desnecessária. É um comportamento de pessoas ansiosas e que pode levar a compulsão alimentar e a obesidade.

Já o pensamento magro é o contrário, as áreas do cérebro responsáveis pelo controle são mais atuantes. A pessoa que pensa assim sabe a hora de parar de comer e mais do que isso, sabe que se continuar a comer passará mal.

Frases comuns de quem tem pensamento gordo

O pensamento gordo vem com pensamentos sabotadores. São frases que explicam, justificam, amenizam e, sobretudo confortam a pessoa que não tem controle sobre o que come. Conheça as frases mais comuns do pensamento gordo:

- Sexta-feira não é dia de começar dieta!
- Vou comer tudo que eu gosto agora para começar a dieta na segunda!
- Um docinho a mais não fará nenhuma diferença!
- Como eu comi muito hoje, amanhã eu vou ficar só na salada e nas frutas!
- Essa semana foi muito difícil e eu mereço um chocolate ou guloseimas!

5 passos para conquistar uma mente magra

Uma pessoa magra pode ter um pensamento gordo, mas se não fizer nada para mudar isso poderá engordar até se tornar obesa. Se você já está acima do peso precisa emagrecer seu pensamento para emagrecer o corpo. Aprenda os 5 passos para ter uma mente magra e emagrecer:

Visualize a pessoa que você quer ser

Mas, nada de radicalismos! Você não conseguirá perder 20 quilos em 2 meses. Faça esse exercício de futurologia em períodos até completar 12 meses, determinando quantos quilos você quer perder a cada três meses. Deixe isso espalhado pela casa, principalmente na cozinha para você pensar bem antes de atacar uma guloseima.

Estabeleça metas de roupas

O que você mais quer vestir? Coloque esse desejo no papel e escreva em qual ocasião você quer usar essa roupa. Mais uma vez, deixe várias cópias espalhadas pela casa, principalmente na cozinha.

O que impede você de alcançar o objetivo?

Liste quais sentimentos, pensamentos e fatos que fazem você querer comer até explodir. Ao lado do que faz você querer exagerar na comida coloque as coisas que te dão prazer. Faça várias cópias disso e distribua pela casa.

Escreva mensagens positivas para você mesmo

Pesquise mensagens positivas na internet e distribua por todos os cômodos. Quando você se sentir triste ou irritada e com vontade de desistir fará muito bem olhar para frases inspiradoras.

Não se isolar do mundo

Você quer adotar um estilo de vida saudável, mas, precisa entender que nem todo mundo está na mesma vibe. Não deixe de fazer nada que você tenha vontade de fazer e não se isole de ninguém. Mantenha-se firme em seu propósito de emagrecer e não deixe de viver.

112. Estabeleça objetivos e metas razoáveis, obedecendo o seu ritmo

Uma maneira de evitar o fracasso é fixar metas razoáveis. A pessoa que é modesta e despretensiosa, está ciente de suas limitações. Mas é bom você tentar se superar, visando melhorar sua competência e eficiência. Mas seja realista, assumindo que você talvez não seja um crânio em matemática ou não tenha a flexibilidade e coordenação de movimentos de um atleta famoso. Por isso, a ideia é fixar metas que estejam ao seu alcance, subindo um degrau de cada vez. Como sugestão, poderá estabelecer um objetivo elevado para emagrecer e dividi-lo em várias etapas e por sua vez em metas menores até chegar a uma meta atingível, assim, aumentará sua motivação, pois conseguirá seguidamente bater as suas metas razoáveis até atingir o peso ideal.

Sem objetivos não há rumo, sem rumo não há realização. Este é o motivo principal de estabelecer metas tangíveis para chegar aos resultados. As pesquisas nos mostram que apenas 4% da população estabelece metas, e apenas 2% sabem efetivamente implementá-las e aplicá-las. Estabelecer metas é olhar para frente e não para trás. É focar na solução e não no problema.

O sucesso acontece quando caminhamos na direção de nossos objetivos e metas. É constituída milímetro a milímetro, metro a metro por uma sequência disciplinada, persistente e tolerante de atitudes vencedoras. A medida que estabelecer metas e conseguir atingi-las, isso vai estimulá-la a querer atingir mais e mais metas e por fim se tornará um hábito, estabelecer metas e atingi-las. A medida que o sucesso nos objetivos forem aparecendo isso motivará a querer atingir objetivos ainda maiores.

Por outro lado, nenhuma vitória poderá ser comemorada se o custo de um objetivo ou meta ultrapassar os benefícios. Por exemplo, atingir conquistas financeiras, mas pagando caro com a própria saúde, tendo que gastar todo dinheiro ganho, tratando e cuidando da própria saúde. Ou ainda, colocar uma meta muito elevada em detrimento da vida familiar, pessoal, e destruindo relacionamentos. Se ultrapassar os limites razoáveis, terá que gastar muito tempo e

energia para reconstruir outros campos da vida e no final das contas, não valeu a pena todo sacrifício para atingir o objetivo ou a meta.
Por isso, estabeleça metas razoáveis obedecendo o seu ritmo. Evite comparações, que levam ao desânimo. E principalmente, evite dietas agressivas e os exageros, que poderão ter um efeito negativo sobre a sua   saúde.

8 Profissionais saúde

113. Médicos

Mais um hábito saudável que você deve incluir na sua vida é sempre ir ao médico para checar como está a sua saúde e isso é fundamental para o equilíbrio do peso. Às vezes, você tenta perder peso e não consegue porque você pode estar com algum problema de saúde que esteja impedindo o seu emagrecimento, como, por exemplo, o hipotireoidismo, além de vários outros problemas. Por isso, visitas regulares aos médicos são essenciais para prevenir qualquer tipo de problema e, assim, garantir o equilíbrio do peso e da saúde em geral. Uma dica importante, é variar as especialidades médicas periodicamente, o que inclui consultas ao ginecologista, ao mastologista. A mastologia ou senologia é especialidade médica que se dedica ao estudo das glândulas mamárias. O mastologista é o especialista que estuda, previne, diagnostica, trata e reabilita todas as doenças da mama. Inclua também consultas ao cardiologista e endocrinologista, especialmente quando se faz necessário fazer um checap geral.

Lembre-se, de nada vale emagrecer, fazer dietas por conta própria, ou outros sacrifícios para emagrecer, sem consultas regulares ao médico, e com isso, pagar um alto preço pela sua saúde. A saúde, uma vez perdida, não volta mais como era antes. Sendo assim, equilíbrio, amor-próprio e responsabilidade, andam juntas nessa empreitada.

Diferenças entre as especialidades

O nutricionista, o endocrinologista e o nutrólogo têm conhecimento sobre a propriedade de cada alimento, porém, a estratégia que cada profissional usa para emagrecer é diferente. "O nutrólogo é o médico que se dedica à prevenção, diagnóstico e tratamento de patologias ligadas ao comportamento alimentar. Profissional formado em medicina e especializado em nutrição, ele estuda os alimentos e seus nutrientes.

O médico endocrinologista identifica os problemas que interferem na perda de peso e estuda as doenças hormonais, como hiper ou hipotireoidismo, além de obesidade, diabetes ou hipercolesterolemia. Esse profissional cuida de todos os distúrbios e alterações hormonais. Ele é habilitado para indicar medicamentos redutores de apetites ou reguladores. O endocrinologista e o nutrólogo podem prescrever medicamentos e dar orientações sobre como manter uma alimentação equilibrada.

Procure um endocrinologista quando você precisar tratar de obesidade, tireoide, andropausa, excesso de pelos e problemas com reposição hormonal ou menopausa. Além de, outras doenças como hipófise, problemas no crescimento infantil, glândulas supra-renais e distúrbios da puberdade também devem ser tratados com um endocrinologista.

114. Por que você deve procurar um nutricionista ou nutrólogo?

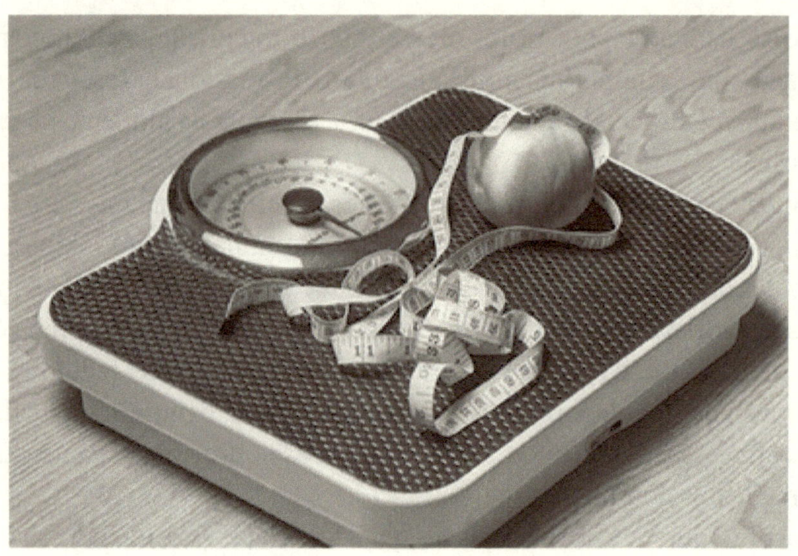

Os perigos de fazer dieta sem acompanhamento vão desde o cansaço físico até a deficiência nutricional. Então, para você alcançar seu objetivo de emagrecer com segurança é fundamental buscar orientação do nutricionista, ou será do nutrólogo? Ficou confuso? Primeiro você entenderá as diferenças entre esses profissionais e depois saberá por que procurar um nutricionista ou nutrólogo.

O que faz um nutricionista?

O nutricionista é o profissional formado em nutrição. O curso dura de 4 a 5 anos e inclui disciplinas como Biologia, Anatomia Humana, Bioquímica, Composição dos Alimentos, Química, Fisiologia e Psicologia. Esse profissional pode atuar na nutrição clínica, nutrição coletiva, nutrição esportiva, na indústria de alimentos, no marketing nutricional e na pesquisa científica.

O trabalho do nutricionista clínico é elaborar uma dieta levando em consideração resultados de exames bioquímicos, histórico clinico da família e estilo de vida. O nutricionista esportivo tem papel parecido, a diferença é que ele pensa na alimentação para potencializar os resultados e facilitar a recuperação após a atividade. Outra informação importante sobre trabalho desse profissional é que o nutricionista não pode prescrever medicamentos.

Na nutrição clínica, o trabalho é em restaurantes e cozinhas industriais, prestando orientação nutricional e cuidando da segurança no preparo. Na indústria de alimentos, o papel desempenhado pelo profissional é preservar a segurança no manuseio dos alimentos. Quando o nutricionista trabalha no marketing nutricional, a sua tarefa é descobrir o público-alvo e determinar qual informação focar para vender o alimento, se não tem gordura ou se não tem sódio, por exemplo. Por fim, na pesquisa científica, o nutricionista estuda o impacto da alimentação e também pode trabalhar para criar novos produtos.

O que faz um nutrólogo?

O nutrólogo é um médico com especialização em nutrição. Os cursos de pós-graduação em nutrologia têm as seguintes disciplinas em sua grade curricular: Nutrição do Idoso, Nutrição da Mulher, Obesidade, Doenças Carenciais, Doenças Crônicas Não Transmissíveis e Alimentos Funcionais, entre outras.

A nutrologia é uma especialidade médica relativamente nova, o Conselho Regional de Medicina incorporou-a em 1972. O trabalho do nutrólogo inclui identificar e tratar distúrbios alimentares, orientar os pacientes sobre a adequação a fazer na dieta, prescrição de remédios e suplementos vitamínicos e via endovenosa em hospitais.

O nutrólogo pode atuar junto a outros médicos, como gastroenterologistas, endocrinologistas, cardiologistas e médicos do esporte e também junto a outros profissionais de saúde, principalmente os nutricionistas, enfermeiros, fisioterapeutas e psicoterapeutas. Outros campos de atuação do nutrólogo são na indústria alimentícia para ajudar no desenvolvimento de alimentos mais relevantes à nutrição humana e também na indústria farmacêutica, a fim de auxiliar no desenvolvimento de novos medicamentos e suplementos vitamínicos.

Quando procurar nutricionista ou um nutrólogo?

Agora que você já entendeu as diferenças entre esses profissionais, chegou a hora de descobrir quando buscar a orientação de um nutricionista ou nutrólogo.

Nutricionista

• Para emagrecer de maneira saudável e aprender a organizar a rotina de alimentação;

• Pessoas com diabetes e pressão alta devem recorrer ao nutricionista para ter um cardápio que atenda as necessidades nutricionais e controlar as condições;

• Na infância, o nutricionista orienta os pais a oferecerem os melhores alimentos para a criança crescer saudável;

• O trabalho do nutricionista na gravidez é importante para a saúde da mãe e do bebê.

E quando procurar um nutrólogo? Quando o nutricionista identificar doenças relacionadas à nutrição que dependam de uma abordagem mais complexa.

115. Profissional Coach, especializado em Emagrecimento

O coach é o profissional que ajuda outras pessoas a evoluírem em diversas áreas de suas vidas, mas principalmente, em suas carreiras.

Quando a pessoa apresenta dificuldades em FAZER AS COISAS ACONTECEREM no tempo certo e na velocidade que se faz necessário, é hora de uma boa dose de humildade e procurar um COACH.

Ajudarão especificamente a atingir suas metas e ajudarão a remover os entraves que dificultam a chegar nesses objetivos.

No geral, a ajuda profissional dura 3 meses, com metas semanais.

Eles o ajudarão a implementar as mudanças e a atingir seus objetivos com FOCO, DIRECIONAMENTO e PRECISÃO.

As sessões com o Coach são um processo com começo, meio e fim, todos definidos com o cliente para atingir os objetivos propostos. Um Coach vai observá-la, vai desafiar você, tirando o melhor de você, transformando seu potencial para que tenha resultados rápidos e consistentes.

Assim, o papel do coach é apoiar e ajudar a cliente na busca por respostas para a concretização de metas e objetivos e, principalmente, no alcance de grandes resultados. Seu maior objetivo é levar a cliente a sair de seu estado atual para um estado desejado em um curto espaço de tempo.

Procure um Coach especializado em emagrecimento, este profissional vai te ajudar na arrancada inicial até sistematizar um padrão e hábito de vida para se manter magra, que é um grande desafio, depois que se atinge a meta de emagrecimento.

116. Uso de medicamentos

Outro método utilizado por muitas pessoas para emagrecer, seja por conta própria ou por prescrição médica, é o uso de medicamentos.

O problema do uso de medicamentos para emagrecer é que, assim como as dietas da moda, dão um resultado temporário, pois, neste caso, a pessoa emagrece somente com o uso de medicamentos que têm como função suprimir a fome, portanto, as pessoas não passam por uma mudança na alimentação. Dessa forma, quando o período do uso do medicamento passa, a alimentação permanece a mesma e a tendência que é o peso perdido volte.

Além disso, os medicamentos para emagrecer causam muito efeitos colaterais e alguns deles são: dores de cabeça, tonturas, náuseas, aumento dos batimentos cardíacos, aumento da pressão arterial, problemas gastrointestinais, inchaço corporal, desregulação hormonal, ansiedade e até depressão.

Esses efeitos prejudiciais são causados pelos medicamentos convencionais para emagrecer. Porém, existem alguns remédios naturais e caseiros que podem contribuir para o emagrecimento.

Podem ser válidos como auxiliadores do emagrecimento associados a uma alimentação saudável, pois ou são fontes de fibras que garantem maior saciedade e controle da absorção dos carboidratos, ou aceleram a taxa do metabolismo facilitando a queima calórica. Alguns exemplos de remédios naturais e caseiros que podem contribuir para a perda de peso são:

- Goji berry

- Chá verde

- Farinha de berinjela

- Quitosana (remédio natural feito de quitina, um polissacarídeo presente na camada externa de crustáceos como camarão, caranguejo, entre outros)

- Complexo de fibras

- Chá de gengibre

- Chá de canela

- Suco verde natural

- Água de vinagre de maçã

- Água gelada com limão

- Shakes caseiros

A IMPORTÂNCIA DE LER A BULA DE REMÉDIOS PARA EMAGRECER

Não é hábito das brasileiras ler a bula dos remédios para emagrecer, ao passo que, a data de validade é quase que um ritual obrigatório de ser verificada pelas compradoras. É comum, as pacientes ficarem satisfeitas com a explicação dos médicos e por isso, acham desnecessário preocupar em verificar a bula do medicamento. Há muita informação importante que deve ser lida e praticada pelas pacientes, pois o objetivo é a própria segurança da usuária. A anvisa se preocupa tanto com o assunto, que, entre outras coisas, determinou que a linguagem da bula dos remédios fossem mais simples e descomplicada, com menos termos técnicos. Além disso, determinou-se que as letras fossem maiores, para estimular e incentivar a leitura da bula.

Outra importância da leitura da bula dos remédios é que trazem informações importantes, sobre grupo de pessoas que não é recomendado o uso, principalmente as portadoras de determinadas doenças e que possuem alergias a determinada substância ou veículo da mesma. Efeitos colaterais e como proceder ao sentir determinados sintomas também são esclarecidos em bula. Também usar as doses certas no horário certo é fundamental para não comprometer o resultado do tratamento.

A bula também traz outros tipos de advertências, como o uso associado com outros remédios ou mesmo certos tipos de alimentos, em especial, se a pessoa está fazendo dietas para emagrecer. Podemos citar como exemplo a pessoa portadora da doença celíaca e se a medicação possui glúten em seu conteúdo. Outro exemplo que podemos citar é se a paciente é diabética e na bula consta ressalvas ou até alertas, por conter determinada dose de açúcar ou alterar o metabolismo da diabética.

Outro risco são substâncias presentes nos excipientes que são empregados como veículo para o princípio ativo da droga, pois alguns contém açúcar, álcool, parabenos, corantes, glúten no medicamento, e dependendo da paciente e do histórico negativo com estes conteúdos, poderá ter problemas, caso não comunique o assunto ao médico de imediato, ele pode mudar a medicação ou então suspendê-la de vez. Os mesmos princípios se aplicam a remédios que não precisam de receita médica: use-os apenas em caso de real necessidade e siga com cuidado as instruções da bula.

Um cuidado que também deve ter, se alguém está usando remédios da maneira correta mas suspeita que está ficando viciada, deve avisar o médico sem demora, pois ele é a pessoa mais indicada para cuidar do assunto sem negligenciar o problema de saúde original. O abuso de substâncias químicas no mundo inteiro, em todas as suas formas, têm levado várias pessoas a ter sérios problemas de saúde e alguns casos com extrema gravidade, especialmente nos medicamentos para emagrecer que são repletos de restrições e cuidados.

117. Tratamentos Estéticos

Massagens, sucções com ventosas, drenagem linfática, ultrassom, carboxiterapia, entre outros. Todos esses métodos prometem eliminar medidas quebrando as moléculas de gordura e ativando a circulação sanguínea no local.

Os tratamentos estéticos visam remodelar o contorno corporal, eliminando aquelas gordurinhas localizadas que não saem com dieta e exercício físico. Na maioria das vezes esses acúmulos de gordura se localizam em locais específicos como quadril, flancos, barriga, costas e parte interna do braço. Portanto, esses tratamentos não são indicados para quem está muito acima do seu peso ideal.

A técnica do ultrassom emite ondas nos tecidos subcutâneos que aumentam a circulação local e alteram a permeabilidade da membrana, favorecendo o rompimento das células de gordura que então são eliminadas pelo organismo. Essa técnica é indicada principalmente para o tratamento de gorduras localizadas, mas também tem efeito satisfatório em casos de celulite.

A carboxiterapia é uma técnica estética que injeta pequenas quantidades de gás carbônico em diferentes camadas da pele para aumentar a circulação do local, romper as células de gordura e aumentar a produção de colágeno. Esse tratamento é indicado para casos de gordura localizada, estrias, celulite e flacidez.

A técnica de sucção é chamada de endermologia que trabalha no remodelamento das células de gordura. Essa técnica também destrói as fibras endurecidas de celulites de grau avançado.

Outro tratamento estético que pode ajudar a reduzir as gorduras localizadas é a intradermoterapia, que consiste em injeções com substancias lipolíticas que quebram as células de gordura, permitindo que estas sejam eliminadas pelo organismo.

A radiofrequência é uma técnica que consiste no uso de um laser especial que eleva a temperatura da pele. Esse tratamento pode ser usado para o corpo e para o rosto e promete estimular a produção de colágeno e a queima de gorduras do local.

A massagem modeladora é outro tratamento estético para combater as gorduras localizadas. Rápida e indolor, a massagem modeladora é caracterizada por manobras intensas sobre a pele que melhoram a oxigenação, o tônus muscular e a flacidez da pele.

As manobras rápidas da massagem modeladora ainda são capazes de desmanchar a gordura das células. As toxinas do corpo são transportadas para os vasos linfáticos assim eliminadas pela urina e suor.

118. Criolipólise

O nome do procedimento que promete eliminar cerca de 25% a 30% da gordura é criolipólise.

A criolipólise se utiliza do método de congelamento de gorduras para acabar com os acúmulos de gordura indesejados em algumas partes do corpo. Segundo especialistas, esse procedimento estético é capaz de eliminar até aquelas células de gorduras que permaneceram mesmo com uma alimentação regrada e a prática de atividades físicas.

Esse método foi desenvolvido por pesquisadores da Universidade de Harvard, nos Estados Unidos. Nele, as células de gordura são submetidas a temperaturas negativas a partir de um aparelho que realiza uma sucção na área com o intuito de congelar e destruir as células de gordura. As temperaturas negativas fazem com que as células de gordura se rompam e sejam expulsas do corpo.

Em contato com a baixa temperatura, as células de gordura - chamadas de adipócitos - se rompem totalmente. Em consequência, o corpo entende que elas não fazem mais parte do organismo e as expele naturalmente.

O tratamento não dói, porém deixa a área sensível. Desse modo, algumas pessoas podem sentir um desconforto durante o procedimento ou na retirada do aparelho.

119. Auriculoterapia

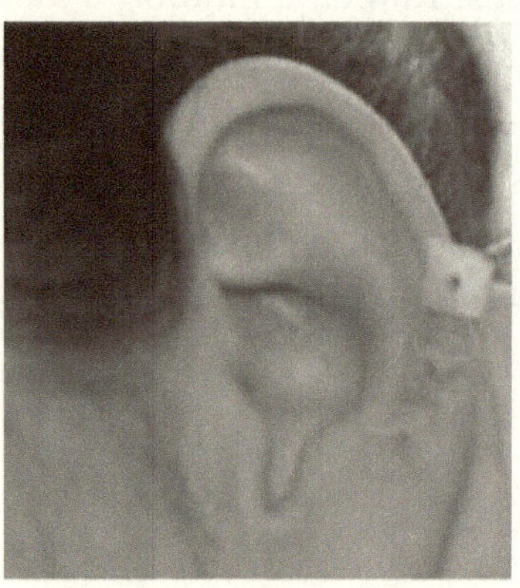

A auriculoterapia ou auriculoacupuntura é uma forma de medicina alternativa baseada na ideia de que o pavilhão auditivo da orelha, ou aurícula, é um micro-sistema em que todo o corpo é representado por um mapa.

A auriculoterapia foi idealizada em 1957 no livro "Treatise of Auriculotherapy", da autoria do neurologista francês Paul Nogier. Em 1958, a teoria foi introduzida na China, onde foi bastante promovida durante a Revolução cultural e gradualmente modificada para ser integrada na filosofia médica chinesa.

Quais as vantagens desse tratamento? É rápido, eficaz, custo acessível a maioria das pessoas e tem comprovação científica, reconhecido mundialmente. Outro benefício é que não causa efeitos colaterais, uma vez que, são trabalhados apenas os órgãos específicos, não impactando em outros de forma negativa. Outra vantagem é que não usa nenhum medicamento ou fármaco, evitando assim qualquer tipo de dependência.

Em relação ao emagrecimento, não é necessariamente a auriculoterapia que faz emagrecer, mas a sua relação com a nutrição saudável. Por exemplo, como as pessoas que procuram o tratamento de auriculoacupuntura apresentam questões emocionais ou orgânicas adjuntos que podem dificultar na realização da dieta. É aí que o tratamento da auriculoterapia entra. O profissional vai trabalhar em cima dessas dificuldades, que geralmente estão relacionadas ao emocional, ao estresse, ansiedade excessiva, baixa autoestima, problemas intestinais ou orgânicos, como intestino preso, dificuldade de sono, descontar frustrações na comida, retenção de líquido.

Uma vez apresentados esses problemas ao profissional auriculoterapeuta, ele vai trabalhar em cima "desses pontos", e consequentemente, o emagrecimento e a perda de peso, acontece por uma via indireta ou pouco convencional, com maiores chances de sucesso, pois vai trabalhar a "causa" e não os sintomas. Dessa forma também, facilita o processo da reeducação alimentar.

Esse método para emagrecer é eficaz quando combinado com outros métodos concomitantemente, trabalhando em várias frentes, facilitando atingir o peso ideal, e o emagrecimento saudável, sem agressões ao organismo.

A auriculoterapia além do benefício indireto da perda de peso, vai beneficiar em reduzir as dores pelo corpo, a ansiedade, problemas intestinais, dificuldades de dormir e muitos outros. Experimente esse método, os benefícios são inúmeros!

120. Acupuntura para Perda de Peso

Na Acupuntura, o acupunturista colocará agulhas em locais específicos no seu corpo. Há ciência por trás de cada um desses pontos. Cada ponto corresponde a órgãos específicos no seu corpo. Por exemplo, se parte do seu ganho de peso se deve a retenção de líquidos, seu acupunturista pode se focar na sua glândula endócrina. Um desequilíbrio hormonal ou problemas com vontades de comer doce pode estar relacionado ao seu baço.

Acupuntura para emagrecer pode ser eficaz para eliminar o peso ganho ao comer demais. A acupuntura é uma forma antiga de tratamento na qual agulhas são usadas para estimular a liberação de hormônios das glândulas endócrinas como a glândula pituitária. Os hormônios liberados, também conhecidos como endorfinas, fazem você se sentir bem. A acupuntura te ajuda a parar de comer demais, reduz o estresse e trata quaisquer problemas digestivos que podem ser a causa de ganho de peso.

Cada tratamento de acupuntura geralmente dura cerca de 30 minutos. As agulhas usadas durante o tratamento estimulam a liberação de endorfinas, que, segundo se acredita, te ajuda a alcançar um maior equilíbrio dos seus órgãos. Endorfinas são hormônios do bem-estar, então você frequentemente deixará sua visita ao acupunturista se sentindo bem e calma. Pesquisas mostram que é necessário cerca de dez sessões de acupuntura antes de ver resultados de perda de peso.

Quando combinada com uma dieta sensata e um regime de exercícios regulares, a acupuntura pode acelerar a perda de peso. A acupuntura geralmente não é recomendada como um método de perda de peso para ser usado sozinho. Entretanto, usá-la como suplemento para outros esforços na dieta e visitar o acupunturista para uma série de tratamentos pode te ajudar a perder peso.

FIM   DOS   120   MÉTODOS

O que você precisa saber sobre as Cirurgias

Estas são recomendadas em último caso, e quando há recomendação médica.

Lipoaspiração

Lipoaspiração, também conhecida como lipoescultura, é uma cirurgia plástica que remove o excesso de gordura em determinadas áreas do corpo, remodelando-o.

Essa técnica é indicada para retirar os depósitos de gordura que se tornam difíceis de serem eliminados mesmo com alimentação regrada e pratica de atividade física. Portanto, não é um procedimento para tratar casos de obesidade.

A lipoaspiração pode ser usada em várias partes do corpo, como coxas, braços, pescoço, cintura, costas, parte medial do joelho, peito, bochechas, queixo, pernas e tornozelos.

A lipoaspiração consiste na inserção de um tubo, a cânula, em pequenas incisões no local a ser tratado. Esse tubo, através de movimentos de vai e vem solta o excesso de gordura que é então aspirada para fora do corpo.

É uma técnica cirúrgica e como tal tem seus riscos e deve ser feita somente por profissionais capacitados.

7 principais riscos da lipoaspiração

1. Hematomas. Os hematomas são uma das complicações mais comuns deste tipo de cirurgia e caracterizam-se pelo surgimento de manchas roxas na pele.

2. Seroma. O seroma consiste no acúmulo de líquidos debaixo da pele, normalmente, nos locais onde a gordura foi retirada. Nestes

casos, é possível sentir um inchaço na região e, dor e liberação de um líquido claro pelas cicatrizes.

3. Flacidez. Esta complicação é mais frequente em pessoas que removem uma grande quantidade de gordura, o que, normalmente, acontece na região abdominal, flancos ou coxas, por exemplo.

4. Alteração da sensibilidade. O surgimento de formigamento na pele pode indicar uma alteração da sensibilidade provocada por pequenas lesões nos nervos da região aspirada. Estas lesões acontecem devido à passagem da cânula por pequenos nervos mais superficiais.

5. Infecção. É um risco que está presente em todos os tipos de cirurgia, uma vez que, quando existe corte da pele, passa a existir uma nova entrada para que vírus e bactérias consigam chegar no interior do corpo. Quando isso acontece, surgem sintomas no local da cicatriz como inchaço, vermelhidão intensa, dor, cheiro fétido e até a liberação de pus.

6. Trombose. Acontece quando a pessoa fica muitos dias deitada sem fazer pequenas caminhadas no quarto ou em casa. Isto acontece porque, sem o movimento do corpo, o sangue tem maior tendência para se acumular nas pernas, o que facilita a formação de coágulos que podem entupir veias e causar uma trombose venosa profunda.Caso surjam sintomas de trombose durante a recuperação, como pernas inchadas, vermelhas e dolorosas, é muito importante ir imediatamente ao pronto-socorro para iniciar o tratamento adequado e evitar complicações mais graves, como morte dos tecidos da perna, AVC ou infarto, por exemplo.

7. Perfuração de órgãos. A perfuração é a complicação mais grave da lipoaspiração, mas também é a mais rara. Ela acontece, principalmente, quando a cirurgia é feita em clínicas não qualificadas, pois é necessário que a lipoaspiração seja mal executada para que aconteça perfuração dos órgãos que estão por baixo da camada de gordura. Porém, quando isso acontece, existe um elevado risco de morte, pois pode acontecer uma infecção

grave e, por isso, é necessário iniciar rapidamente outra cirurgia para encerrar o local perfurado.

Cirurgia bariátrica

Cirurgia bariátrica, também conhecida como cirurgia de redução do estômago, é um tipo de cirurgia indicada reduzir o peso de pacientes obesos no qual a obesidade já chegou a um nível crítico, ou seja, ela não é realizada para fins estéticos.

A cirurgia não é um tratamento definitivo e sim uma ferramenta para melhorar a qualidade de vida do paciente. Antes de se submeter à cirurgia, é preciso estar ciente da técnica, das mudanças de hábito e do estilo de vida para não ganhar o peso novamente.

Para passar pela cirurgia é necessária a análise de alguns pré-requisitos. Não é todo e qualquer excesso de peso que é tratado com a redução do estomago.

Os pré-requisitos mudaram muito ao longo dos anos. Hoje, de acordo com o Conselho Federal de Medicina (CFM), recomenda-se a cirurgia para:

- Pacientes quem tem IMC maior ou igual a 35, associado a pelo menos uma das 21 comorbidades, como apneia do sono, hérnia de disco, hipertensão arterial, diabetes, colesterol alto e problemas articulares.

- Pacientes quem tem IMC maior ou igual a 30, associado à síndrome metabólica.

Antigamente, a cirurgia só era recomendada para os pacientes com obesidade mórbida, ou seja, com IMC maior ou igual a 40, com mais de cinco anos de obesidade, com doenças associadas e que não tenham obtido sucesso na perda de peso após dois anos de tratamento clínico com o uso de medicamentos.

Existem três tipos de cirurgias para obesidade que envolvem redução do tamanho do estomago e desvio do transito intestinal. A escolha de cada uma leva em conta o estado e IMC do paciente.

A cirurgia mais feita no Brasil é a Bypass gástrico. Nessa cirurgia, com o estomago reduzido, os médicos fazem um desvio em uma parte do intestino, onde a maioria das vitaminas são absorvidas. Com ela é possível perder até 35% do peso.

Para casos mais extremos, é recomendada a Duodenal switch, com a qual é possível perder mais de 40% do peso.

O tipo que traz menos problemas de nutrição é a chamada Sleeve. Ela é indicada para quem não precisa perder muito peso.

Balão intragástrico ajustável

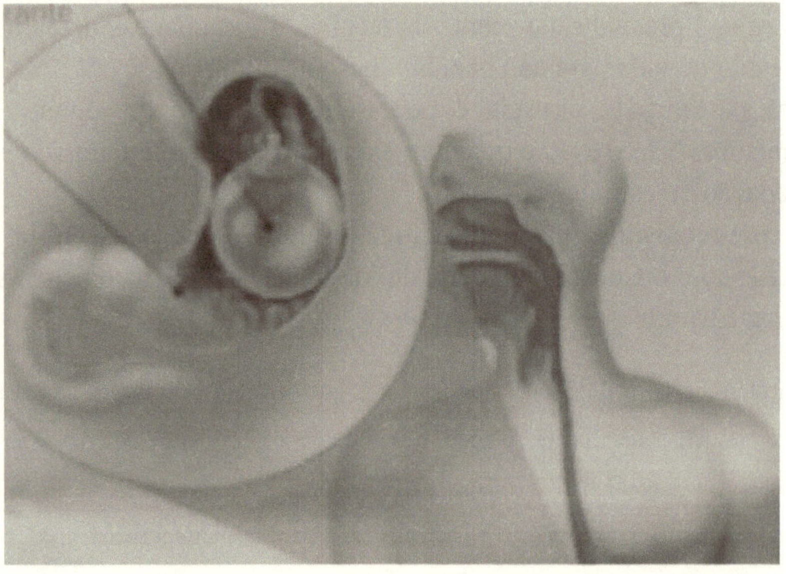

O Balão intragástrico ajustável é um dispositivo de silicone preenchido com uma solução salina de soro fisiológico e corante azul de metileno. É colocado no estômago por endoscopia, sem cirurgia.

Como funciona?

O procedimento é feito como uma endoscopia convencional, ou seja, não há incisões ou necessidade de internação. Na endoscopia, os médicos aplicam um sedativo intravenoso e uma anestesia local na garganta para prevenir tosses ou engasgos.

Assim que os sedativos fazem efeito, o endoscópio é inserido pelo esôfago até chegar ao estômago. Não havendo alterações no esôfago, estômago ou duodeno, o médico retira o aparelho de endoscopia e o reintroduz com o balão intragástrico acoplado na ponta. O balão é, então, inserido no estômago e inflado.

Meses depois de inserido, o estômago "acostuma-se" com o balão. Com isso, o organismo passa a se adaptar e a "burlar" o tratamento, que perde parte do efeito. Nesse momento, os médicos "reinflam" o balão, preenchendo-o novamente com a solução salina. Com mais volume, o balão sai do seu "esconderijo" estomacal e volta a cumprir seu papel de ocupar espaço no órgão.

A "reinsuflação" pode ser feita várias vezes, o que resulta em uma vida útil de até um ano com o balão dentro do estômago. Quanto mais tempo no organismo, mais tempo para o emagrecimento acontecer. A retirada do balão é feita também por meio de endoscopia.

Quais as vantagens e benefícios?

1º) Não há necessidade de cirurgia

2º) Procedimento reversível

3º) Maior tempo de duração em relação ao balão convencional

4º) Possibilita inflar e desinflar o balão sem removê-lo do estômago.

Com o balão intragástrico ajustável, o efeito esperado é, por ocupar espaço, o balão faz com que a pessoa coma menos. Já que ele traz a sensação de saciedade precocemente. Consequentemente, há perda de peso, e o emagrecimento acontece naturalmente.

Pré-procedimento:

Como não é considerado uma cirurgia, o procedimento não exige cuidados específicos antes de ser realizado. A orientação é a mesma para quem vai passar por uma endoscopia, jejum absoluto durante as 8 horas anteriores ao procedimento.

O tempo de duração é em média de 20 a 30 minutos.

Entre as contraindicações estão: Pacientes que já passaram por algum tipo de cirurgia estomacal. Pacientes com úlcera, hérnia de hiato ou qualquer outra complicação no estômago. Pacientes menores de 18 anos.

Quem está indicado?

-Pacientes com índice de massa corporal (IMC) acima de 27 de recomendação médica.

-Pacientes com sobrepeso ou obesidade em qualquer nível.

-Em pacientes com elevado nível de obesidade que precisam eliminar peso e reduzir seu risco cirúrgico antes de se submeter à cirurgia bariátrica ou outra cirurgia.

Quais os cuidados pós-procedimento?

Alimentação semelhante à de pacientes que passaram por cirurgia bariátrica: nos primeiros dias, liquida e pastosa. Progressivamente, o paciente poderá introduzir alimentos sólidos, de acordo com orientação médica.

Banda gástrica para emagrecer

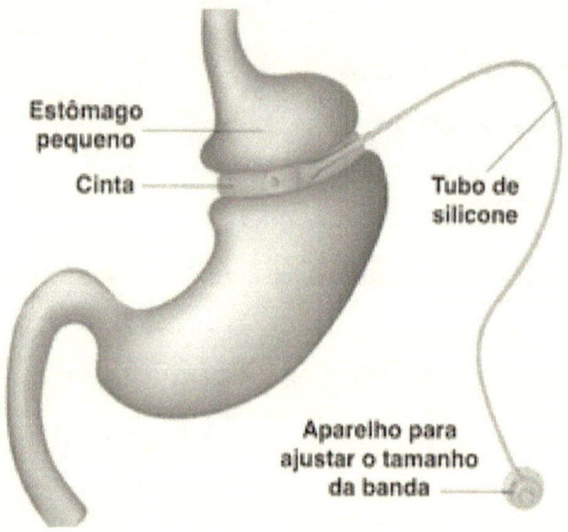

A banda gástrica ajustável é um tipo de cirurgia bariátrica onde é colocada uma cinta que aperta o estômago, levando-o a diminuir de tamanho e, contribuindo para que a pessoa coma menos e perca até 40% do peso em excesso. Esta cirurgia é rápida, o tempo de internamento é reduzido e a recuperação é menos dolorosa do que as restantes cirurgias bariátricas para emagrecer.

Geralmente, esta cirurgia é indicada para indivíduos com IMC superior a 40 ou pessoas com IMC superior a 35 e com uma doença associada, como hipertensão ou diabetes tipo 2, por exemplo.

A banda gástrica ajustável para emagrecer é uma cirurgia feita com anestesia geral e que, dura em média, 35 minutos a 1 hora e, a pessoa pode ficar de internada no hospital de 1 dia a 3 dias.

A colocação da banda gástrica ajustável para emagrecer é feita por laparoscopia, que é um procedimento que exige que sejam feitos alguns furinhos na região abdominal do paciente e, por onde passa o material que ajudará o médico a fazer a cirurgia.

Bypass Gástrico para emagrecer

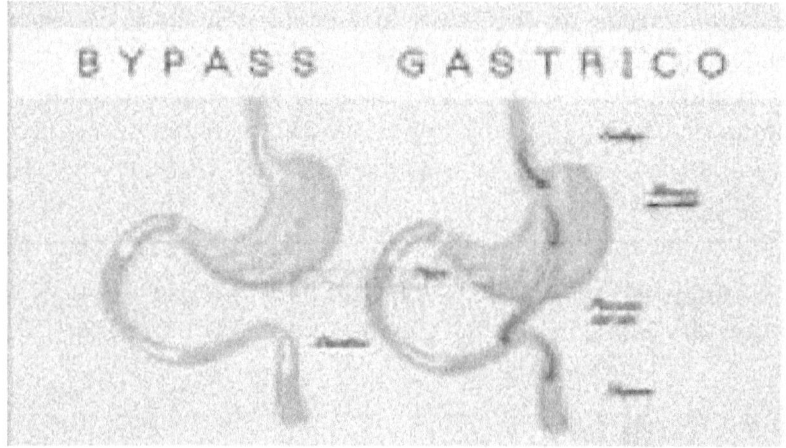

É um tipo de cirurgia bariátrica que pode levar à perda de até 70% do peso inicial e consiste na redução do estômago e na alteração do intestino, levando a pessoa a comer menos, acabando por perder peso.

Como é um tipo de cirurgia que provoca uma grande alteração no sistema digestivo, o bypass só está indicada para pessoas com IMC superior a 40 kg/m² ou com IMC superior a 35 kg/m² porém, que já tenham sofrido algum problema de saúde derivado do excesso de peso e, geralmente, só é realizado quando outras técnicas, como colocação de banda gástrica ou balão gástrico, não tiveram os resultados desejados.

O bypass gástrico em y de Roux é uma cirurgia complexa que é realizada com anestesia geral e, demora em média 2 horas, sendo recomendado ficar internado entre 3 a 5 dias. Para fazer o bypasso, o médico precisa fazer vários passos:

1. **Cortar o estômago e o intestino:** é feito um corte no estômago junto ao esôfago que o divide em duas partes, uma porção muito pequena, em forma de bolsa e, uma porção grande, que corresponde ao restante estômago e, que perde grande parte da sua função, deixando de armazenar alimentos. Além disso, faz-se um corte na primeira parte do intestino, chamado jejuno;
2. **Unir uma porção do intestino ao estômago menor:** cria-se uma passagem direta para os alimentos em forma de tubo;
3. **Unir a parte do intestino que ficou ligada à parte grande do estômago ao tubo:** esta ligação permite que o alimento, que vem da ligação anterior criada, se misture com as enzimas digestivas, ocorrendo a digestão.

Geralmente, esta cirurgia é feita por videolaparoscopia, sendo feitos 4 a 6 buraquinhos no abdômen que permitem a passagem de uma microcâmara e dos instrumentos para fazerem a cirurgia.

Gastrectomia

A Gastrectomia é um procedimento médico que envolve a remoção cirúrgica de todo ou parte do estômago.

Existem quatro tipos de gastrectomia:

- gastrectomia total, onde todo o estômago é removido
- gastrectomia parcial, onde a parte inferior do estômago é removida
- sleeve gastrectomia, onde o lado esquerdo do estômago é removido

- oesophagogastrectomy, onde a parte superior do estômago e parte do esófago (garganta) são removidos.

Durante uma gastrectomia, o cirurgião conecta o esôfago para o intestino delgado ou seção restante do estômago. Isto significa que você ainda terá um sistema digestivo de trabalho, embora não funcionará tão bem como antes.

Uma gastrectomia é muitas vezes usada para tratar o câncer de estômago, também conhecido como cancro.

Menos comumente, é usado para tratar:

- obesidade de risco de vida

- câncer do esôfago

- úlceras no estômago (abrir feridas que se desenvolvem no interior do forro do estômago, também chamado de úlceras pépticas)

- tumores não cancerosos.

Gastroplastia endoscópica

Gastroplastia endoscópica é uma técnica nova para o tratamento da obesidade que apresenta durabilidade de dois anos com bons resultados de perda de peso.

O procedimento, denominado gastroplastia endoscópica, é menos invasivo e possibilita o tratamento e o controle da obesidade leve, inclusive em adolescentes e idosos. O candidato adequado é aquele que possui obesidade grau I e II — que normalmente não são aptos às cirurgias — portadores de obesidade mórbida que não possuem condições clínicas ou se recusam a se submeter à bariátrica.

Os resultados evidenciam uma perda de peso total em torno de 20% com os melhores resultados atingindo 25%, desde que o paciente adote a reeducação alimentar e pratique atividades físicas.

A gastroplastia endoscópica tem durabilidade de dois anos, com possibilidade de repetição do procedimento quando necessário pois os maus hábitos alimentares em longo prazo podem determinar mudanças nas configurações iniciais da tubulização do estômago.

Combinações de vários métodos de emagrecimento

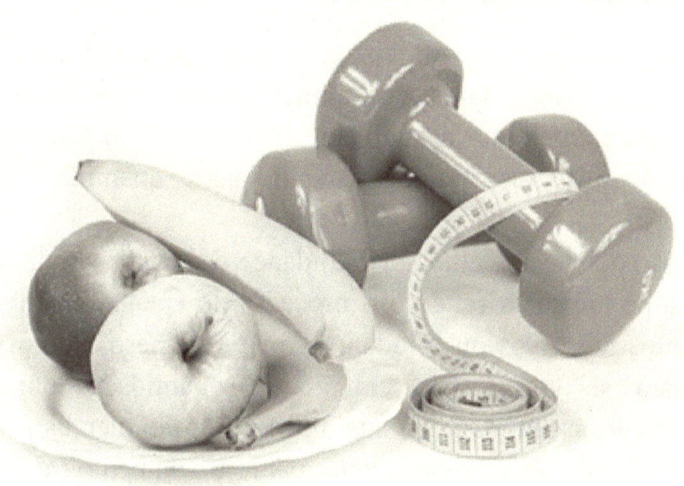

Apresentamos neste ebook 120 formas diferentes que você pode seguir para um emagrecimento saudável. Como já dissemos, o ideal é adotar algumas ou, se possível, todas essas formas para que o emagrecimento realmente possa ocorrer.

Por isso, você pode fazer algumas combinações dessas 120 formas de emagrecimento saudável para potencializar a perda de peso e alguns exemplos são os seguintes:

1. Alimentação saudável e alimentos naturais

Incluir alimentos naturais em uma alimentação voltada para o emagrecimento é essencial para que a alimentação seja totalmente saudável. Por isso, dê prioridade aos alimentos naturais, pois são ricos em nutrientes, no lugar dos produtos industrializados, pois estes não oferecem nenhum nutriente para o organismo e, portanto, podem prejudicar o emagrecimento saudável.

2. Melhore a qualidade e controle a quantidade das refeições

Já vimos que para que um emagrecimento saudável aconteça, deve ter como um dos pilares uma alimentação saudável. Contudo, não basta apenas melhorar a qualidade da alimentação tornando-a mais saudável, é preciso também controlar a quantidade das suas refeições.

Ao passo que você melhora a qualidade você exclui os alimentos que podem prejudicar a saúde e o processo de emagrecimento e inclui alimentos nutritivos que ajudam na perda de peso. Porém, isso não adiantará se você come em grande quantidade, pois, mesmo melhorando a qualidade da sua alimentação, alimentos saudáveis e nutritivos também contribuem para o aumento de peso se consumidos em excesso.

Você não precisa reduzir de vez a quantidade do que você come, até porque isso é algo não muito fácil de ser seguido. Essa redução deve ser de forma gradativa até você atingir uma quantidade que você se sinta satisfeito. Assim, você estará ingerindo menos calorias.

Portanto, melhorando a qualidade da alimentação e reduzindo a quantidade das suas refeições, você potencializa ainda mais a sua perda de peso que pode ser até mais rápida, só que de forma saudável.

3. Associe proteínas e fibras em uma mesma refeição

Os alimentos que são fontes de proteínas, bem como os alimentos fontes de fibras, são eficazes para a perda de peso porque deixam a digestão mais demorada garantindo, assim, maior saciedade. Por isso, podem ser associados nas dietas para emagrecer para aumentarem o tempo de digestão e saciedade mantendo a fome mais retardada.

Por exemplo, você pode associar em uma refeição carne, peixe, frango ou ovo e salada crua. Dessa forma, você está associando as proteínas presentes nas carnes e as fibras presentes na salada.

4. Retirar açúcares e adoçantes

Sabemos que o açúcar é um grande vilão do peso e, por isso, todo tipo de açúcar deve ser retirado da dieta para emagrecer como o açúcar branco, mascavo, demerara, orgânico, de coco, mel e vários outros.

Ao passo que o açúcar deve ser retirado, os adoçantes também devem, principalmente os adoçantes artificiais como a sacarina, aspartame, ciclamato, sucralose e assessulfame, pois há evidências que esse tipo de adoçante pode deixar o organismo propício ao aparecimento da obesidade. Por isso, não adianta somente retirar os açúcares da dieta, é preciso retirar os adoçantes também.

Até mesmo os adoçantes naturais não devem ser priorizados na dieta para emagrecer. O recomendado é consumir tudo sem açúcar. Os adoçantes naturais são apenas recomendados para as pessoas que têm dificuldades de abandonar o açúcar de vez, na verdade são recomendados para serem utilizados como uma transição para a dieta sem açúcar.

5. Reduza os carboidratos juntamente com as calorias da dieta

Uma dieta pobre em carboidratos é bastante eficaz para a perda de peso e se for associada com uma dieta pobre em calorias, é mais eficaz ainda.

Sabemos que os carboidratos são um dos principais vilões do ganho de peso, pois aumentam a glicose bruscamente causando a formação e o estoque de gorduras, bem como as calorias quando há um balanço energético positivo, ou seja, aumento do consumo de energia e redução do gasto de energia.

Por isso, quando esses dois fatores causadores do aumento de peso são reduzidos, provocam a redução do peso. Por isso, se aliados em uma dieta para emagrecimento, podem produzir um efeito ainda mais eficaz.

Como obter mais disciplina para emagrecer

O processo de emagrecimento não é tão difícil quanto muitas pessoas acham, porém, é preciso dedicar esforço e disciplina para que os resultados realmente apareçam.

Confira a seguir algumas dicas para você ter mais disciplina para emagrecer:

1. Organize seus horários

É fundamental que você organize seus horários. Isso ajuda a ter uma rotina e não deixa que você desvie do foco nessa fase de emagrecimento.

Portanto, organize os horários da sua rotina diária normal que inclui trabalho, estudos, tarefas domésticas, alimentação, sono e inclua também horários para sua atividade física. Obviamente que no final de semana essa rotina muda um pouco para algumas tarefas, mas é importante manter o foco dos horários durante a semana.

Quanto à atividade física especialmente, esta é uma nova rotina para quem não tem o hábito de fazer exercícios físicos. Por isso, é importante você definir horários para seguir corretamente, pois os exercícios físicos são extremamente importantes para o processo de emagrecimento e devem ser seguidos com disciplina.

2. Estabeleça metas

Se você realmente deseja emagrecer, mas tem dificuldades em manter a disciplina, um método muito eficaz é elaborar metas. Geralmente as pessoas confundem metas com objetivo, mas são coisas bem diferentes.

Objetivo é algo que você deseja atingir por completo, ou seja, é o resultado final de algo que você planeja ou busca. Já as metas são etapas que você têm que cumprir para chegar ao objetivo final. Transferindo isso para o emagrecimento, o objetivo final é você perder peso, porém, para isso acontecer, você precisa traçar metas para alcançar vez por vez, dessa forma, todo o processo de emagrecimento se torna mais fácil. As metas precisam ser estabelecidas e aplicadas, pois só assim você terá melhores resultados.

Por exemplo, você pode estabelecer quantos quilos vai perder por semana ou por mês, dentro do que é considerado saudável. Essa técnica se torna mais fácil do que se você olhar somente para a quantidade de quilos total que deseja perder, pois você perderá os quilos por etapas. Cada meta cumprida dá mais ânimo e motivação e ajuda a ter mais disciplina.

As metas são importantes não somente para quem deseja perder peso, mas em tudo o que fazemos na vida. É uma técnica que nos ajuda a crescermos e nos desenvolvermos.

3. Faça o que gosta

Outra dica para você ter disciplina para emagrecer é realizar o que gosta em todo o processo de emagrecimento. Por exemplo, faça exercícios que você gosta e se adapta melhor e não faça aqueles que lhe forem propostos ou que teoricamente ajudam a queimar mais calorias se você não conseguiu se adaptar a eles.

Outro ponto dentro desse quesito é comer o que você realmente gosta, dentro de uma proposta de alimentação saudável. Não adianta você comer alimentos que sejam saudáveis e que ajudam no emagrecimento se você tem aversão a eles.

A alimentação para emagrecer, bem como a atividade física, não podem ser feitos com uma visão de sacrifício e nem de obrigação, ao contrário, deve ser algo satisfatório e isso até ajuda a deixar esse processo mais leve.

Portanto, você pode fazer apenas aquilo que gosta para emagrecer, mas, claro, sem comprometer essa fase.

4. Torne sua rotina dinâmica

Vimos que é necessário ter horários regulares para manter uma rotina adequada voltada para o emagrecimento. Mas você pode deixar sua rotina mais dinâmica para que ela não se torne entediante e prejudique a sua perda de peso.

Por isso, algumas dicas que você utilizar para deixar sua rotina mais dinâmica são, por exemplo, inserir alimentos ou preparações novas ou testar exercícios físicos diferentes. O recomendado é consultar os profissionais nutricionista, no caso da alimentação, e o educador físico, no caso da atividade física.

Manter uma rotina é importante para o sucesso do emagrecimento, mas vale a pena algumas mudanças de vez em quando para evitar a monotonia.

5. Tenha foco

Outra dica para você ter disciplina para emagrecer é manter o foco. Nem sempre é fácil manter o foco, pois no decorrer dessa fase alguns obstáculos podem surgir e junto com eles o desânimo e a vontade de desistir.

Porém, você pode adotar alguns métodos. Um deles é se projetar lá no futuro e se ver com os quilos perdidos. Quando você imagina com o objetivo final alcançado, a vontade de persistir e manter o foco é muito maior. Por isso, olhe sempre para frente no seu objetivo final e não para os obstáculos que porventura possam surgir.

Para manter o foco também é preciso realizar tudo o que lhe foi proposto para que o emagrecimento possa ocorrer, principalmente em relação à alimentação e à prática de atividade física. Realize tudo o que os profissionais recomendaram, o nutricionista e o educador físico, dessa forma, você conseguirá chegar ao objetivo final e de forma até mais rápida.

6. Trabalhe sua mente

A nossa mente tem um grande poder sobre o que fazemos. Ela pode tanto impulsionar quanto sabotar o emagrecimento e, por isso, deve ser trabalhada diariamente de forma positiva.

Portanto, pense sempre positivo de forma a persistir no emagrecimento deixando de lado os pensamentos de fracasso e de desistência. Obstáculos podem aparecer durante o percurso, mas você precisa transformá-los em algo positivo a seu favor sempre com o poder da mente.

Dicas para quem emagreceu e engordou novamente

Infelizmente é muito comum as pessoas ganharem o peso perdido e até um peso maior após o término da dieta. Essa perda e ganho de peso é o que se chama de efeito sanfona, como já vimos.

O efeito sanfona acontece mais em dietas restritivas como as dietas da moda, onde se pensa apenas na restrição severa de calorias e na retirada de alguns alimentos ou grupos alimentares não transformando a alimentação como um todo para torná-la mais saudável e, assim, garantir um emagrecimento eficaz.

Essa volta do ganho do peso perdido também é mais comum de acontecer com as pessoas que não tiveram um acompanhamento profissional de um nutricionista com um plano alimentar personalizado e se dispuseram a emagrecer por conta própria. São pessoas sem informações adequadas sobre o verdadeiro emagrecimento e acabam caindo em modinhas, o que torna a perda de peso insustentável.

A perda e ganho de peso é totalmente prejudicial, não somente para a saúde, mas também para o aspecto físico porque pode, por exemplo, causar flacidez da pele dando um aspecto de envelhecimento, além de causar estrias.

Outro prejuízo que a o efeito sanfona pode causar são os problemas emocionais e o principal deles é a frustração que acaba gerando uma baixa autoestima. Tudo isso pode desencadear algo mais sério como a depressão.

Por isso, se você voltar a engordar, o ideal é procurar ajuda profissional de um nutricionista e, em alguns casos, fazer um acompanhamento médico para verificar as condições de saúde e identificar algo possa estar atrapalhando a manutenção da perda de peso.

Você também pode aplicar algumas dicas para conseguir emagrecer novamente. Algumas delas são as seguintes:

1. Encontre o erro ou causa do aumento de peso

Primeiramente, é importante você analisar onde está o erro ou o motivo que fez com que você voltasse a ganhar peso. Esse passo inicial ajuda a identificar os erros para realizar um planejamento e tentar corrigi-los.

2. Não desanime e não se culpe

Voltar a ganhar peso pode acontecer por alguma falha ou mesmo por motivos que não são inerentes a você. Por isso, não se culpe e nem desanime nessa nova fase. Não pense que você não tem capacidade para emagrecer de verdade, pois essa atitude apenas prejudica uma nova perda de peso.

3. Cuidado com a dieta

Como você já viu que dietas da moda ou muito restritivas não dão certo, cuidado com a dieta que você segue e não caia novamente em armadilhas. As dietas da moda ou restritivas apenas se dispõem a oferecer um emagrecimento temporário e uma dieta de verdade para emagrecer é feita com a adoção de hábitos alimentares saudáveis que devem ser seguidos para a vida toda.

4. Procure os profissionais adequados

A ajuda profissional nessa fase do emagrecimento é indispensável, principalmente se você voltou a engordar após a dieta. Por isso, procure um profissional nutricionista para que você tenha uma plano alimentar personalizado de acordo com as suas necessidades nutricionais e levando em consideração suas metas de perda de peso. Além disso, procure um educador físico para que você tenha atividades e exercícios físicos adaptados de acordo com seus gostos e necessidades, mas que realmente proporcionam maior perda de energia para, dessa forma, potencializarem a perda de peso.

Portanto, com ajuda profissional você conseguirá perder peso novamente e mais que isso, conseguirá manter o peso perdido.

Como evitar o ganho de peso novamente

Não somente quem emagreceu e engordou novamente, devemos abordar também sobre como o aumento de peso pode ser evitado em quem já emagreceu. Muitas pessoas acham que é mais difícil emagrecer, porém, é mais difícil manter o peso perdido do que perder peso e muitas pessoas caem nesse erro achando que manter o peso é fácil e voltam a engordar novamente.

Por isso, para evitar o ganho de peso após o término da dieta, o ideal é passar por um processo de reeducação alimentar antes de realizar a dieta para que os hábitos alimentares sejam transformados.

Quem já viveu a fase do emagrecimento passando por esse processo de reeducação alimentar, consegue manter o peso perdido com mais facilidade, pois aprende a se alimentar da forma correta com uma alimentação totalmente saudável, dessa forma, é mais difícil o peso perdido retornar.

Como controlar a ansiedade para não prejudicar o emagrecimento

A ansiedade é um dos principais fatores que provocam o ganho de peso. A ansiedade é uma disfunção a nível mental que pode levar a pessoa, entre outras consequências, a comer sem ter necessidade, ou seja, quando não sente fome. Isso pode levar à ingestão de grande quantidade de calorias e comida, geralmente alimentos que contribuem para o aumento de peso, em um curto espaço de tempo, provocando o ganho de peso. A esse desejo desenfreado de comer dá-se o nome de compulsão alimentar.

A ansiedade pode ter variadas causas e algumas delas são os problemas emocionais como baixa autoestima, bullying, traumas, entre outros, a distorção da imagem e o estresse.

Essa ansiedade pode levar não somente ao ganho de peso como também ao aparecimento de várias doenças, muitas delas associadas com o excesso de peso, por isso, é fundamental que a ansiedade seja controlada para não interferir na fase do emagrecimento.

As consequências que a ansiedade alimentar podem causar são muitas. A principal delas, como vimos, é o ganho de peso que pode evoluir para a obesidade. Junto com a obesidade podem surgir condições e doenças como resistência à insulina, desregulação do colesterol, alteração da pressão arterial, doenças cardiovasculares, diabetes tipo 2 e várias outras. Além desses problemas físicos, problemas emocionais também podem surgir como a baixa autoestima que pode se desenvolver para uma depressão.

Para o diagnóstico da ansiedade alimentar, o recomendado é que seja feito através de um profissional habilitado como o psicólogo, mas você também pode identificar a ansiedade alimentar através de alguns sinais e sintomas como:

- Procurar por comida ou vontade de comer sem realmente estar sentindo fome

- Comer uma refeição muito volumosa

- Comer rápido demais

- Comer escondido das pessoas

- Sentir culpa após se alimentar

Quando a ansiedade alimentar é diagnosticada, é preciso, então, controlá-la para que não prejudique o processo do emagrecimento. Para isso, você pode seguir as seguintes dicas:

1. Afaste as causas da ansiedade

Afastar as causas que provocam a ansiedade é o primeiro passo para combater esse distúrbio. Como a maioria das causas da ansiedade são de cunho emocional, o ideal é procurar ajuda profissional nesse caso.

2. Controle o estresse

O estresse pode ser uma das causas para a ansiedade, mas deve ter uma atenção especial, visto que é algo muito comum. O estresse é algo que pode estar lado a lado com a ansiedade, mas também pode causar outras consequências prejudiciais e para a perda de peso é totalmente prejudicial.

3. Durma bem

Dormir bem durante a noite também ajuda a combater a ansiedade. Por isso, priorize um bom sono noturno afastando situações que interfiram no sono e provocam insônia como ficar até tarde usando aparelho eletrônicos, levar trabalho ou estudos para o quarto à noite, dormir em uma ambiente quente, barulhento e com luminosidade, comer refeições muito volumosas e próximo antes de dormir, entre vários outros fatores prejudiciais.

4. Pratique atividade física

A atividade física é fundamental para a perda de peso, mas ela também exerce outros benefícios para o corpo e para a saúde e um deles é ajudar a relaxar. Isso ocorre porque a atividade física libera hormônios que dão a sensação de prazer e bem estar como a dopamina e a serotonina.

Por isso, atividade física deve ser realizada todos os dias visando não somente a perda de peso, mas também o bem estar físico e mental para ajudar a afastar a ansiedade, o estresse e até a depressão.

5. Relaxe

Para controlar a ansiedade você também precisa relaxar. Além da atividade física, outra técnica de relaxamento são os alongamentos que ajudam a reduzir a tensão do corpo. Você pode realizá-los em qualquer horário do dia ou em momentos de maiores tensões como, por exemplo, no final do dia.

Para ajudar a relaxar, você também deve dar prioridade a momentos de lazer na sua rotina com os amigos e a família. Esses momentos são essenciais para ajudar a desestressar ajudando, assim, a controlar a ansiedade.

6. Use estratégias alimentares

Você também pode utilizar de algumas estratégias alimentares para ajudar a controlar a ansiedade sempre se baseando em uma alimentação saudável e rica em alimentos naturais.

Uma dessas estratégias alimentares é consumir alimentos que contenham substâncias calmantes como, por exemplo, suco de maracujá e chá de camomila.

Outros alimentos para você consumir são os que contenham o triptofano que é um aminoácido precursor da serotonina, um hormônio do prazer e do bem estar, como vimos, além de participar do processo do sono. A serotonina é sintetizada no cérebro e necessita do triptofano para que seja produzida. Alguns alimentos fontes de triptofano são leite, leguminosas como o feijão, oleaginosas como castanhas, frutas como abacate e banana, além de alimentos fontes de proteínas como peixes, frango e carne vermelha.

Em contrapartida, você deve controlar o consumo ou excluir da alimentação os alimentos que contenham substâncias estimulantes. Estas substâncias atingem diretamente o sistema nervoso causando estímulos e deixando o organismo mais em alerta.

A substância estimulante mais conhecida é a cafeína e está presente em alimentos comuns do nosso dia a dia como, por exemplo, café, chocolate, bebidas à base de cola como refrigerantes, bebidas energéticas, guaraná em pó, chá verde, chá mate, entre outros.

Você também deve evitar alimentos e preparações considerados não saudáveis como produtos industrializados, frituras, açúcares, doces em geral, alimentos refinados, entre outros.

Como melhorar a autoestima e motivação para emagrecer

A baixa autoestima e a falta de motivação para emagrecer podem ser grandes obstáculos para o emagrecimento. Por isso, você pode seguir algumas dicas que podem ajudar a ter mais motivação para emagrecer.

1. Aceite o seu corpo

Para você conseguir melhorar a autoestima e a motivação para perder peso, primeiramente é preciso aceitar o próprio corpo. Essa pode não ser uma tarefa fácil, mas é necessária.

É comum quem está acima do peso se desanimar com o próprio corpo e isso gera uma baixa autoestima e falta de motivação para começar o processo de emagrecimento gerando pensamentos negativos de que não vai conseguir. Esse bloqueio na mente é bastante prejudicial e pode estagnar o início do emagrecimento.

Por isso, comece se aceitando para só então poder iniciar o processo do emagrecimento.

2. Pense na sua saúde

Pode-se dizer que a saúde é a maior motivação para emagrecer, pois sem saúde não podemos fazer nada. Quem está acima do peso geralmente tem mais probabilidade de desenvolver algumas doenças como diabetes, doenças cardiovasculares, pressão arterial elevada, entre outras.

Portanto, quando você coloca sua saúde em primeiro lugar, até mais do que a estética que também ficará favorecida com a perda de peso, você passa a ter mais vontade de emagrecer.

3. Pense nas pessoas que você ama

Para ter mais motivação para emagrecer, pense também nas pessoas que você ama e que são mais importantes para você como a família. Agindo dessa forma, você terá mais força de vontade para ter mais saúde e o processo de emagrecimento se tornará mais fácil.

Pense que você fará isso pela sua família e as pessoas que ama, principalmente os filhos e o cônjuge, e que poderá ter mais expectativa de vida vivendo ao lado deles, pois você vai melhorar sua saúde e afastar o risco de doenças que possam surgir com o excesso de peso.

Quando pensamos somente em nós geralmente deixamos de fazer ou adiamos algo, mas quando passamos a pensar nas pessoas que nos cercam a vontade de realizar algo é maior.

Portanto, se você está desanimado para emagrecer por si próprio, faça isso pelas pessoas que considera importantes na sua vida. Pense como você pode proporcionar alegria a eles ao verem você bem e sem risco de perigo para a saúde.

4. Imagine-se magra

Quando você se vê magra, a vontade de emagrecer é maior. A perda de peso pode ocorrer de forma distinta para cada pessoa, mas quando você se imagina magra, você tem mais ânimo e passa a ter mais força de vontade para emagrecer.

Você não precisa se olhar sempre no espelho e nem se pesar direto para ver a diferença de peso, pois pode acabar se frustrando, basta apenas se imaginar mais magra e focar no objetivo final.

5. Pense no investimento dedicado

Quem inicia o processo de emagrecimento, precisa investir em tempo e dinheiro que hoje em dia são duas coisas até meio escassas na maioria dos casos. Porém, mesmo assim, muitas pessoas fazem esforço para disponibilizar tempo e recursos financeiros para que tenham um bom programa de perda de peso.

Por isso, sempre pense em todo esse investimento que você realizou para que você tenha ainda mais motivação para emagrecer. Isso faz com que você não desista desse processo ao olhar que tudo o que você investiu poderia ter sido em vão.

Como resistir as tentações alimentares e conseguir emagrecer

Durante a fase do emagrecimento a impressão que dá é que as tentações alimentares surgem muito mais do que quando não se estava nessa fase. Quem não consegue resistir as tentações alimentares que podem colocar a dieta em risco, basta utilizar de algumas estratégias.

Por exemplo, quem não consegue ficar sem comer doces basta substituir o açúcar das preparações pelos adoçantes naturais como a estévia e o xilitol. Assim, você come uma guloseima só que de forma menos agressiva para o peso e para a saúde.

Outras preparações prejudiciais como, por exemplo, as frituras, os óleos refinados como de soja, por exemplo, podem ser substituídos pelo óleo de coco. Porém, as frituras, mesmo com um óleo mais saudável, devem ser preparações esporádicas, por isso, você pode optar por preparações assadas. Por exemplo, em vez de você comer um pastel frito, pode comer um que seja assado.

As tentações alimentares sempre vão aparecer durante o percurso do emagrecimento, mas é preciso você encará-las, principalmente fora de casa, pois dentro de casa você tem como controlar mais sua dieta comprando somente o que é saudável e indicado para emagrecer.

No início do processo é mais difícil você resistir a essas tentações, por isso, evite comer fora, principalmente em lugares como lanchonetes onde geralmente não têm opções muito saudáveis, a não ser que sejam estabelecimento exclusivamente de comida saudável. No decorrer do processo será mais fácil você resistir.

Riscos das dietas de emagrecimento rápido para a saúde e as consequências da falta de paciência

Você sabe quais são os 5 riscos das dietas de emagrecimento rápido? Elas aceleram a perda de peso porque são restritivas, mas colocam sua vida em risco extremo. Você nunca parou para pensar nisso, não é mesmo? Então, pare tudo e leia este texto! Listaremos os 5 problemas em perder peso rápido demais e suas consequências.

Enfraquecimento de unhas, pele e cabelos

A explicação para isso? As dietas de emagrecimento rápido são extremamente restritivas, o que significa excluir nutrientes importantes para fortalecimento de unhas, pele e cabelos. Esse problema é maior nas dietas líquidas, como as dietas da sopa, shakes e dos sucos detox. Em uma dieta equilibrada você tem colágeno, biotina, vitamina C e ômega 3. Confira abaixo a finalidade desses nutrientes:

- **Colágeno:** encontrado no tutano bovino e algas, o colágeno renova a pele e ajuda na prevenção de estrias e flacidez;
- **Biotina:** presente na gema de ovo e castanhas, a biotina fortalece unhas e cabelos;
- **Vitamina C:** contida nas frutas cítricas como a laranja, limão, entre outras, a vitamina C auxilia na prevenção do envelhecimento da pele;
- **Ômega 3:** linhaça e salmão são fontes de ômega 3, nutriente que suaviza a celulite.

Cansaço físico e tontura

Você não fica cansado quando passa um pouco da sua hora de comer? Então, imagina fazer uma dieta que exclui carboidratos e ferro, privilegiando apenas líquidos ou frutas? Desse jeito "saco vazio não para em pé" e nem você. Isso acontece porque a restrição de nutrientes reduz a oxigenação do cérebro e também dos músculos. Já a tontura acontece porque em dietas com restrição de carboidratos levam a queda dos níveis de açúcar no sangue, problema conhecido como hipoglicemia.

Ansiedade

A ansiedade é um desconhecido e grave risco das dietas restritivas. Ela acontece devido à queda de carboidratos que leva a diminuição de serotonina, componente produzido pelo cérebro responsável pelo apetite e saciedade. Com pouca serotonina no organismo você fica ansioso para emagrecer rápido, se frustra, desiste da dieta e passa a comer compulsivamente.

Enfraquecimento do sistema imunológico

O sistema imunológico funciona como um exército que protege o organismo de agentes nocivos. Para cumprir seu papel, o sistema imune precisa de munição, ou seja, alimentação balanceada. Agora, se você faz dieta da sopa, dieta do suco ou qualquer outra dieta restritiva, como o sistema imunológico vai trabalhar? Um dos nutrientes mais importantes para manter o exército em pé é a vitamina C que também é um antioxidante, componente químico responsável por eliminar toxinas.

Falta de desejo sexual

Poucas pessoas sabem, mas falta de desejo sexual é um problema causado por dietas restritivas. A libido cai devido à queda de arginina, aminoácido obtido na alimentação que facilita a circulação sanguínea em todo o corpo, em especial nos órgãos sexuais. As principais fontes de arginina são as nozes, feijão, aveia, castanha-do-pará, castanha-de-caju e uva passa.

Esses são apenas alguns dos riscos das dietas de emagrecimento rápido. Não vale a pena correr esse risco em troca de perder peso. Os segredos para emagrecer com saúde são unir alimentação balanceada e atividade física. Outra dica valiosa é procurar um nutricionista ou nutrólogo para emagrecer com saúde.

Exemplos de dietas saudáveis indicadas por nutricionistas

1. Arroz de forno 7 cereais com tomate e pimentão vermelho

Ingredientes

1 xícara (chá) de arroz 7 cereais integrais com tomate e pimentão
2 colheres (sopa) de azeite extra virgem
1 cebola orgânica picada
1 maço de brócolis
1 pote de requeijão light com fibras
50g de queijo minas light ralado

Modo de preparo
- Higienize o brócolis e pique;
- Reserve;
- Prepare o arroz de acordo com as instruções da embalagem;
- Deixe esfriar;
- Em uma panela, aqueça o azeite, doure a cebola e junte os brócolis picado;
- Acrescente o arroz e tempere com o sal e a pimenta;
- Misture o requeijão;
- Coloque em um refratário e cubra com o queijo minas ralado;
- Leve ao forno preaquecido a 200°C até dourar;
- Sirva em seguida.

2. Abobrinha ao forno com tomate cereja e castanha do Pará

Ingredientes

2 unidades de abobrinha orgânica cortadas em fatias médias
1/2 unidade de baguete integral congelada fatiada e torrada
1/2 xícara (chá) de queijo mussarela light ralado
1 ovo orgânico batido
Sal e pimenta a gosto
120g de tomate cereja orgânicos cortados em rodelas grossas
5g de castanha do Pará orgânica bem picada
Salsa orgânica picada a gosto
Óleo de coco para untar
1 pote pequeno de queijo cottage em pasta light

Modo de preparo
- Tempere as fatias de abobrinha com um pouco de sal e reserve;
- No liquidificador, triture o pão, formando uma farinha grossa, e misture com o queijo mussarela light;
- Bata bem o ovo, passe nas abobrinhas e em seguida empane na farinha com queijo + pão;
- Coloque em uma assadeira levemente untada com óleo de coco;
- Distribua as rodelas de tomate cereja e por cima polvilhe mais um pouco da mistura de pão;
- Salpique a castanha do Pará;
- Leve ao forno alto até dourar bem;
- Salpique salsa picada;
- Sirva com colheradas de creme cottage em pasta.

3. Hambúrguer de frango com vinagrete de palmito

Ingredientes

350g de filé de peito de frango congelado moído
1 xícara (chá) de quinua em grãos cozida
1 cenoura orgânica ralada

1 colher (sopa) de semente de linhaça dourada

1 colher (sopa) de salsa orgânica

1 colher (chá) de páprica doce

1 colher (chá) de cúrcuma

Sal e pimenta a gosto

2 colheres (sopa) de azeite extra virgem

Folhas verdes orgânicas

2 unidades de tomate orgânico picados

1 cebola pequena orgânica picada

3 tubos de palmito de açaí orgânico picados

1 pedaço pequeno de pimenta dedo de moça picada

Sal a gosto

2 colheres (sopa) de salsa orgânica picada

3 colheres (sopa) de aceto balsâmico orgânico

1 colher (sopa) de azeite extra virgem

Espigas de milho orgânicas

Modo de preparo

Hambúrguer:

- Deixe a linhaça de molho em água;

- Escorra;

- Em uma tigela, misture o filé de peito de frango, a quinua em grãos, a cenoura, a semente de linhaça dourada e a salsa orgânica;

- Tempere com o sal, a pimenta, a cúrcuma e a páprica;

- Molde os hambúrgueres, cubra com filme plástico e deixe na geladeira por duas horas;

- Em uma frigideira antiaderente, aqueça as duas colheres de azeite extra virgem e doure os hambúrgueres.

Vinagrete:

- Em uma tigela, misture o tomate, a cebola, o palmito, a pimenta dedo de moça, a salsa, o aceto balsâmico, a colher de azeite e o sal a gosto;

- Sirva os hambúrgueres com folhas verdes, espigas grelhadas e o vinagrete.

4. Purê de batata-doce com cebolas caramelizadas

Ingredientes

2 unidades de batata doce orgânica
1 pitada de sal
1/4 de xícara (chá) de leite desnatado
3 colheres (sopa) de requeijão light com fibras
Pimenta do reino e sal a gosto
2 unidades de cebola orgânica, cortadas em rodelas finas
2 colheres (sopa) de azeite extra virgem
1/4 de xícara (chá) de açúcar demerara orgânico
Sal e pimenta a gosto

Modo de preparo

Primeiro descasque as batatas e as cozinhe na água com um pouco de sal até que elas fiquem bem macias. Depois, escorra-as e as passe e no espremedor ainda quente. Em seguida, misture o leite e o requeijão e bata tudo bem para a mistura ficar cremosa. Por fim, tempere tudo com o sal e a pimenta. Agora que o seu purê está pronto é hora de dar o toque final que fará toda a diferença no seu prato. Para isso, aqueça o azeite em uma panela, acrescente a cebola e o açúcar demerara e mexa sem parar até ela dourar. Agora é só servir o purê, colocar por cima a cebola caramelizada e aproveitar a refeição.

5. Bolo integral de cenoura:

Ingredientes

½ xícara (chá) de açúcar demerara
1/3 de xícara (chá) de óleo de coco
3 unidades de ovo orgânico
3 unidades de cenoura orgânica ralada

1/4 xícara (chá) de farinha de trigo integral

1/4 xícara de (Chá) farinha de aveia

1/2 xícara (chá) de farinha de coco

1 colher (sopa) de fermento em pó químico

2 colheres (sopa) de achocolatado em pó light

1 colher (sopa) de óleo de coco

1/4 xícara (chá) de leite desnatado

20g de castanha do Pará orgânica cortada em lascas

Modo de preparo:

MASSA:

1 - No liquidificador bata o açúcar, o óleo de coco, os ovos e as cenouras raladas.

2 - Despeje em uma tigela e misture as farinhas (Trigo integral, aveia e coco) e o fermento.

3 - Coloque em uma forma de bolo inglês, untada com um pouco de óleo de coco.

4 - Asse no forno médio (200°C) por aproximadamente 30 minutos.

COBERTURA:

1 - Em uma panela, misture o achocolatado em pó light, o óleo de coco e o leite.

2 - Leve ao fogo até engrossar.

3 - Desenforme o bolo e cubra com a calda.

4 - Por cima espalhe as lascas de castanha do Pará.

6. Tilápia assada com crosta de castanha do pará

Ingredientes

4 unidades de filé de tilápia congelado

Suco de ½ limão orgânico

Sal e pimenta a gosto

100 g de castanha do Pará orgânica, picadas

3 unidades de mini pão francês integral, torrados e picados

1 colher (sopa) de salsa picada

1 colher (sopa) de geleia de laranja zero

2 unidades de batata doce orgânica cortadas em rodelas grossas –
300 g

2 unidades de cebola orgânica, cortadas em rodelas grossas

100g de tomate cereja orgânico

Modo de preparo:

1 - Tempere as tilápias com o limão, o sal e a pimenta.
2 - Em uma tigela, misture as castanhas do Pará, o pão francês integral, a salsa e a geleia zero de laranja. Reserve.
3 - Em um refratário, distribua as batatas, as cebolas e os tomatinhos.
4 - Tempere com sal (quantidade a gosto), pimenta e regue com azeite extra virgem.
5 - Acomode os filés de tilápia, cubra com a mistura reservada, cubra com papel alumínio e leve para assar por 30 minutos.
6 - Retire o papel alumínio e asse por mais 15 minutos ou até dourar.

7. Salada de abóbora assada

Ingredientes

500g de abóbora japonesa orgânica
2 colheres (sopa) de azeite extravirgem orgânico
2 ramos de tomilho
2 dentes de alho orgânico, fatiados
15 g de amêndoas fatiadas e tostadas
150g de ricota orgânica, esfarelada
1 maço de espinafre orgânico
¼ de xícara (chá) de mel silvestre orgânico
2 colheres (sopa) de vinagre balsâmico
2 colheres (sopa) de azeite extravirgem orgânico
½ xícara (chá) de suco de laranja orgânico

Modo de preparo:

MOLHO: Misture bem todos os ingredientes. Reserve em seguida.
SALADA: Corte a abóbora em fatias médias e retire a casca. Cozinhe por 5 minutos no vapor. Em uma assadeira, acomode as

fatias de abóbora, regue com o azeite extravirgem, tempere com o sal, a pimenta, o alho e os ramos de tomilho. Asse por 30 minutos, virando de vez em quando para que doure os dois lados do legume. Em seguida deixe esfriar. Em uma saladeira, coloque a abóbora, o queijo, as folhas de rúcula e as amêndoas. Sirva com o molho.

8. Quibe de abóbora recheado com espinafre e cottage

Ingredientes

2 xícaras (chá) de grãos de quinua cozida
Sal e pimenta a gosto
½ colher (chá) de curcuma
2 xícaras de purê de abóbora japonesa orgânica
2 colheres (sopa) de azeite extravirgem
1 cebola pequena orgânica, picada
1 pacote de espinafre picado congelado
250g de queijo tipo cottage light
Fio de azeite extravirgem
½ xícara (chá) de castanha do Pará orgânica, picada grosseiramente
1 colher (sopa) de farinha de linhaça dourada
1 pote de iogurte natural integral
Fatias de limão orgânico

Modo de Preparo:

1 - Cozinhe a quinoa de acordo com as instruções da embalagem.

2 - Tempere a água com o sal, a pimenta e a cúrcuma.

3 - Deixe esfriar e misture com o purê de abóbora. Reserve.

4 - Em uma panela, aqueça o azeite, doure a cebola e refogue o espinafre.

5 - Tempere com um pouco de sal.

6 - Retire do fogo, adicione o queijo tipo cottage e misture.

7 - Em um refratário, untado com um pouco de azeite, coloque metade da quinoa com a abóbora, distribua o recheio e cubra com o restante da quinoa com a abóbora.

8 - Regue com um fio de azeite e por cima espalhe a castanha do Pará e a farinha de linhaça dourada.

9 - Leve ao forno pré-aquecido a 200ºC por 20 minutos.

10 - Coloque o iogurte sobre papel toalha em uma peneira e deixe o soro escorrer por aproximadamente 30 minutos.

11 - Sirva o quibe com o iogurte temperado com um pouco de azeite e sal.

12 - Sirva com limão.

9. Sanduíche de espinafre com queijo padrão light e geleia orgânica de morango

Ingredientes

1 pacote de pão integral com Chia com Macadâmia

1 pacote de espinafre picado congelado

1 colher (sopa) de azeite extravirgem

1 cebola orgânica

Sal e pimenta a gosto

1 colher (chá) de curcuma

150g de ricota passada na peneira

2 colheres (sopa) de requeijão light com fibras

Geleia de morango zero

300g de queijo padrão light

Modo de preparo:

1º - Toste as fatias de pão até dourarem. Reserve.

2º - Em uma panela, aqueça o azeite e doure a cebola.

3º - Acrescente o espinafre, o sal, a pimenta e a cúrcuma e refogue por 3 minutos.

4º - Coloque em uma tigela e deixe esfriar.

5º - Depois de frio, misture a ricota e o requeijão, formando uma pasta.

6º - Sobre metade das fatias de pão, espalhe a geleia de morango, duas fatias de queijo padrão light e uma camada de pasta de espinafre.

7º - Feche o sanduíche com o pão restante e prenda com um palito. Sirva em seguida.

10. Salada morna de lentilha: Fibras e ferro pra sua dieta

Ingredientes

2 colheres (sopa) de azeite extra virgem

100g de tomate cereja orgânico, cortados o meio

150g de batata bolinha cortada ao meio

1 cenoura orgânica, cortada em cubos pequenos

2 xícaras (chá) de lentilha cozida e escorrida
Folhas de salsa orgânica, a gosto
1 colher (chá) de farinha de linhaça dourada
1 colher (sopa) de castanha do pará orgânica, picada
200g de cogumelo shimeji branco orgânico
¼ de xícara (chá) de vinagre tinto de modena orgânico
1/2 xícara (chá) de molho de tomate
1 colher (sopa) de mel silvestre orgânico

Modo de preparo:

Cozinhe as batatas na água com um pouco de sal até ficarem macias. Escorra. Em uma frigideira antiaderente, aqueça o azeite e grelhe as batatas, o shimeji, os tomates e a cenoura. Coloque em uma saladeira e junte com a lentilha cozida, farinha de linhaça dourada e a castanha do pará picada.

Molho: Em uma panela, coloque o molho de tomate, o mel e o vinagre tinto. Cozinhe até levantar fervura. Tempere a salada e salpique com as folhas de salsa. Sirva morna.

11. Sopa de abóbora em cubos com tofu grelhado

Ingredientes

½ abóbora orgânica, cortada em cubos médios
1 cebola orgânica, picada
1 colher (sopa) de azeite extravirgem
Sal e pimenta a gosto
500ml de caldo de legumes orgânico, caseiro
1 colher (chá) de cúrcuma em pó
1 colher (chá) de páprica picante
3 unidades de palmito de açaí orgânico
150g de tofu natural orgânico, cortado em cubos
1 colher (sopa) de sumo de limão orgânico
1 colher (sopa) de sumo de gengibre orgânico
2 colheres (sopa) de farinha de aveia
Cebolinha orgânica, picada a gosto
Pão de forma sem glúten grelhado - Acompanhamento

Modo de preparo:

Em uma panela, aqueça o azeite e doure a cebola. Junte os cubos de abóbora, a cúrcuma, a páprica, o sal e a pimenta. Misture bem. Sem parar   de   mexer   deixe   dourar   um   pouco   a   abóbora.

Acrescente o palmito e aos poucos o caldo de legumes quente e deixe cozinhar até a abóbora ficar macia. Retire uma xícara dos cubos de abóbora e bata no liquidificador com um pouco de caldo. Despeje novamente na panela. Tempere os cubos de tofu com o limão, sal e o gengibre. Deixe descansar por uns minutos. Passe os cubos de tofu na aveia e doure numa frigideira antiaderente com um pouco   de   azeite.

Leve a sopa ao fogo e deixe levantar fervura. Distribua em cumbucas para sopa, por cima coloque os cubos de tofu grelhados e a cebolinha. Sirva com fatias de pão sem glúten Taeq grelhados no azeite.

12. Suflê de couve-flor e brócolis: Fonte de fibras, ferro e vitaminas.

Ingredientes

1 xícara (chá) de couve-flor orgânica, picada

1 xícara (chá) de brócolis congelado, picado

1 pote de iogurte natural integral

1 ovo orgânico

2 colheres (sopa) de farinha de trigo integral

50g de queijo Minas padrão light, ralado grosso.

½ colher (chá) de noz moscada ralada

1 colher (sopa) de castanha do Pará orgânica, picada

Salsa orgânica picada

Sal e pimenta a gosto

2 claras orgânicas, batidas em neve

Modo de preparo:

1 - Descongele os floretes de brócolis.

2 - Pique a couve flor e os floretes de brócolis e reserve.

3 - No liquidificador, bata o ovo, a farinha integral, o iogurte e o queijo até formar um creme.

4 - Misture a couve-flor, os floretes de brócolis, a castanha do Pará e tempere com a noz moscada, o sal e a pimenta.

5 - Misture a salsa e por último incorpore as claras em neve.

6 - Distribua o suflê em recipientes específicos para suflê untados com um pouco de azeite e asse no forno pré-aquecido a 200°C por 25 minutos ou até dourar. Sirva em seguida.

13. Lasanha integral de frango com brócolis e palmito

Ingredientes

1 pacote de massa para lasanha pré-cozida integral

1 colher (sopa) de azeite extravirgem

1 cebola orgânica, picada

1 pacote de brócolis congelado

1 vidro de palmito de açaí orgânico, drenado

Sal e pimenta a gosto

Salsa orgânica, picada

2 unidades de filé de Peito de frango congelado

1 colher (sopa) de azeite extravirgem

1 cebola orgânica picada

500g de tomate orgânico, picado

1 pote de requeijão light com fibras

1 pote de queijo tipo cottage light

300g de queijo minas padrão light

Modo de Preparo:

1 - Em uma panela aqueça o azeite e doure a cebola.

2 - Cozinhe o frango, desfie e junte na panela com a cebola refogada.

3 - Acrescente o brócolis picado e o palmito picado.

4 - Tempere com o sal e a pimenta.

5 - Desligue o fogo, misture duas colheres do requeijão e salpique a salsa. Reserve.

Molho:

6 - Em uma panela aqueça o azeite e doure a cebola.

7 - No liquidificador, bata grosseiramente os tomates e junte no refogado de cebola. Tempere com o sal e a pimenta.

8 - Misture o restante do requeijão e o queijo tipo cottage.

9 - Rale o queijo minas padrão e reserve.

10 - Monte a lasanha, colocando molho, massa, recheio e queijo ralado.

11 - Termine com uma camada de molho e uma camada de queijo ralado.

12 - Leve ao forno até dourar. Sirva em seguida.

14. Filé de frango em crosta de chia com geléia de damasco, ameixas e uvas passas

Ingredientes

2 unidades de filé de peito de frango congelado
Sal e pimenta
Suco de ½ limão orgânico (Para temperar o frango)
1 colher (sopa) de azeite extravirgem
1/4 xícara (chá) de castanha do Pará, picadas
1 colher (sobremesa) de semente de chia
Folhas de 1 ramo de tomilho
1/4 pote de geleia de damasco zero açúcar
Suco de ½ limão siciliano
Uva passa escura sem semente orgânica
Ameixas secas

Modo de preparo:

Tempere o frango, com o sal, a pimenta e o suco de limão. Em uma tigela, misture as castanhas do Pará, as sementes de chia, as folhas de tomilho e um pouco de azeite. Aqueça uma frigideira com o restante do azeite e grelhe os filés. Retire do fogo, deixe amornar e cubra com a crosta. Volte a frigideira e esquente os filés para aderir a crosta. Misture a geleia com o suco de limão, junte as uvas passa e as ameixas. Sirva os filés fatiados com a geleia.

15. Tapioca de queijo minas padrão com geleia de morango e sementes

Ingredientes

8 colheres (sopa) de massa de tapioca pronta

3 unidades de castanha do Pará orgânica, picadas

1 colher (chá) de semente de linhaça dourada

1 colher (chá) de semente de chia

4 fatias de queijo minas padrão light

4 colheres (sopa) de geleia de morango zero açúcares

4 unidades de damasco picado

Modo de preparo:

Em uma tigela, misture as castanhas e as sementes. Reserve. Divida a mistura de tapioca em duas partes, aqueça uma frigideira de ferro própria e prepare as tapiocas, em fogo baixo. Distribua duas fatias de queijo, damascos picados, duas colheres de geleia e dobre a tapioca. Retire do fogo, pincele com geleia e salpique a mistura de castanha e sementes. Sirva em seguida.

16. Creme de palmito com tomate confit e farinha de linhaça

Ingredientes

180g de tomate tipo sweet grape

2 colheres (sopa) de azeite extravirgem

Folhas de manjericão orgânico

1 cebola orgânica, picada

1 vidro de palmito de açaí orgânico, picado

2 colheres (sopa) de azeite extra virgem

2 colheres (sopa) de farinha de trigo integral

500ml de leite desnatado

Farinha de linhaça dourada para polvilhar

Sal, pimenta do reino e tomilho a gosto

Modo de preparo:

Em uma panela, coloque os tomates, regue o azeite e leve ao fogo com algumas folhas de manjericão. Em outra panela, refogue a cebola com o azeite, adicione o palmito picado e junte a farinha de trigo integral dissolvida no leite. Misture e cozinhe até engrossar um pouco. Tempere com sal, pimenta do reino e finalize com o tomilho. Sobre o creme de palmito distribua o tomate confit e polvilhe com farinha de linhaça dourada.

17. Acelga recheada com frango, quinua e palmito ao molho sugo

Ingredientes

9 folhas de acelga ou repolho orgânico

1 xícara (chá) de quinua em graõs, cozida

1 colher (sopa) de azeite extravirgem

2 fatias de queijo minas padrão, cortado em cubos pequenos

2 bastões de palmito de açaí orgânico, picado

200g de filé de peito de frango congelado, temperado, cozido e desfiado

Sal e pimenta a gosto

4 unidades de tomate orgânico, picado

1 colher (sobremesa) de azeite extravirgem

1 cebola orgânica, pequena e picada

1 cenoura orgânica

½ xícara (chá) de suco de laranja orgânico

Sal e pimenta a gosto

Modo de preparo:

Escalde as folhas de acelga ou repolho. Escorra e reserve. Prepare a quinua de acordo com as instruções da embalagem. Misture o queijo, o palmito e o frango. Tempere com sal e pimenta. Em uma panela, aqueça o azeite e refogue a cebola, junte o tomate, a cenoura e cozinhe até formar um molho. Tempere com sal e pimenta. Deixe esfriar, bata no liquidificador, junto com o suco de laranja. Recheie as folhas de acelga com a quinua e feche como um pacote. Sirva a acelga com o molho. Por cima polvilhe a pimenta.

18. Suco de frutas vermelhas com limão e água de coco

Ingredientes

1 xícara (chá) de água de coco
1 xícara (chá) de néctar de manga orgânico
200g de frutas vermelhas
1 ramo hortelã orgânica
1 colher de sopa de limão espremido orgânico
Gelo a gosto

Modo de preparo:

No liquidificador, bata bem a água de coco, o néctar de manga, as frutas vermelhas congeladas, o suco de limão espremido e a hortelã. Distribua em copos e sirva em seguida.

19. Creme de iogurte com chocolate acompanhado de frutas desidratadas e granola

Ingredientes

1 xícara (chá) de alimento de soja sabor chocolate suíço

4 colheres (sopa) de semente de chia

1 pote de iogurte grego tradicional

Frutas desidratadas

3 colheres (sopa) de granola light de soja, cacau e linhaça

Modo de preparo:

Coloque o alimento de soja sabor chocolate preparado em uma tigela e misture a chia. Deixe na geladeira para hidratar durante 30 minutos. Misture o iogurte e distribua em bowls. Na hora de servir, coloque por cima as frutas desidratadas e a granola.

20. Purê de batata doce com legumes grelhados

Ingredientes

3 unidades de batata doce orgânica

Sal e pimenta a gosto

4 colheres (sopa) de requeijão light com fibras

¼ de xícara (chá) de queijo minas padrão light, ralado

2 colheres (sopa) de azeite extravirgem

1 colher (sobremesa) de sumo de gengibre orgânico

100g de tomate sweet grappe orgânico, cortados ao meio

1 abobrinha italiana orgânica, cortada em cubos

1 cebola orgânica, cortada em cubos

Alecrim picado

Modo de preparo:

Cozinhe as batatas com casca na água até ficarem macias. Em seguida, escorra toda a água e reserve 1 xícara. Passe as batatas no espremedor ainda quente. Coloque em uma panela, misture a água reservada, o requeijão light, o queijo ralado fino e o sal. Leve ao fogo até misturar todos os ingredientes e ficar bem cremoso. Reserve. Em uma frigideira, aqueça o azeite e grelhe os legumes. Parata temperar utilize o sumo de gengibre, o sal, a pimenta e as ervas. Para finalizar o prato, distribua o purê bem quente em travessinhas e, por cima, coloque os legumes quentes. Sirva em seguida.

21. Tabule de quinoa

Ingredientes

1 xícara (chá) de Quinua em grãos

5 tomates salada orgânicos

2 pepinos japoneses orgânicos

1 cebola orgânica

1/2 xícara (chá) de folhas de hortelã orgânica

3 talos de cebolinha verde orgânica

1 xícara (chá) de salsa orgânica

1/2 xícara (chá) de azeite extravirgem orgânico

Suco de 1 limão tahiti orgânico

Sal a gosto

1 pitada de pimenta síria (opcional)

Modo de preparo:

Prepare a quinua de acordo com as instruções da embalagem. Reserve. Pique os tomates, os pepinos e a cebola em cubinhos. Pique as folhas de hortelã, a salsinha e a cebolinha. Misture todos os ingredientes numa saladeira, acrescente a quinua e regue com o azeite e o suco de limão. Tempere com sal a gosto e pimenta síria. Sirva como entrada, com pão sírio ou como acompanhamento de carnes

22. Bolinho low carb de abobrinha italiana

Ingredientes:

1/2 xícara de leite desnatado

2 colheres de sopa de pasta de amendoim

1 colher de sobremesa de essência de baunilha
1/4 de xícara de adoçante culinário
1 1/2 xícara de abobrinha italiana ralada
3/4 xícara de aveia em flocos finos
1/2 xícara de cacau em pó
2 colheres de sobremesa de bicarbonato de sódio ou de fermento
50g de uva passa

Mode de preparo:

Bata o leite, a pasta de amendoim, a essência e o adoçante no liquidificador. Acrescente o restante dos ingredientes, exceto a uva passa e o fermento, caso escolha usa-lo, se usar o bicarbonato poderá bater junto. Bata tudo no liquidificador. Coloque as passas nas forminhas, acrescente a massa e mexa com um palitinho para misturá-las. Asse por 20 min a 30 em fogo médio - 180 a 220C. Obs: Devido a abobrinha o palito nunca sairá totalmente seco.

23. Sopas
Sopa de Legumes light

Ingredientes:
1/2 abóbora japonesa descascada, 2 cenouras médias, 1 beterraba média, 1 chuchu médio, 1 berinjela média, 1 abobrinha média, 1 cebola média, 2 folhas de louro, 4 dentes de alho, Cheiro verde, Sal, Azeite extra virgem
Modo de preparo:
Corte os legumes em cubos e reserve-os. Na panela de pressão, doure o alho socado com sal e a cebola num fio de azeite. Acrescente os legumes, o louro e o cheiro verde. Coloque água até cobrir os ingredientes. Tampe a panela e deixe ferver por 10 minutos após a pressão.

Sopa nutritiva

Ingredientes:

200g de carne vermelha ou frango ou tofu, 1 talo de aipo, 1 talo de funcho, 1 chuchu descascado, 2 folhas de couve, 2 folhas de repolho, 1 cebola picada, 1 abobrinha descascada, 1 baroa, 2 dentes de alho, à gosto (sal, pimenta do reino e azeite de oliva)

Modo de Preparo:

Em uma panela, despeje todos os ingredientes picadinhos, cubra com água e leve ao fogo. Cozinhe entre 15 e 20 minutos ou até tudo estar cozido.

Sopa de legumes e frango de baixas calorias

Ingredientes:

1 peito de frango, 4 dentes de alho, 2 chuchus, 1/2 abobrinha, 2 cenoura, 1/2 repolho, 1 maço de agrião, 1 maço de couve, 2 tomates, 1 colher de sopa de azeite, cheiro verde e sal.

Modo de preparo:

Refogue o alho no azeite ou óleo até dourar. Coloque os cubinhos de frango e refogue bem

Acrescente a água e os demais ingredientes picados em pequenos pedacinhos, adicione sal temperos a gosto, cozinhe na pressão por 5 minutos.

Se preferir bata a sopa no liquidificador depois de pronto e sirva como creme de legumes

Sopa de Repolho (sem carne)

Ingredientes:

2 pimentões verdes, 6 cebolas verdes grandes, 450 g de tomates em cubos, 2 cenouras medias, 1 punhado de salsão picado, ½ repolho picado, 2 dentes de alho, 2 colheres de salsinha picada, Sal e pimenta a gosto.

Modo de fazer:

Coloque em uma panela a cebola verde fatiada, limpe o pimentão, pique e ponha também na panela junto com a cebola. Pique o repolho e junte o resto. Tire a pele e as sementes dos tomates, pique e coloque na panela, juntando também as cenouras picadas, o salsão picado, o alho, a salsinha picada e acrescente a seguir de 10 a 12 copos de água até cobrir todos os ingredientes. Deixe cozinhar em fogo brando por aproximadamente duas horas. Quando estiver quase na hora de desligar o fogo ponha o sal e a pimenta a gosto.

Sopa vegetariana

Ingredientes:
1 maço de aipo, 1 repolho grande, 1 maço de couve, 4 cenouras, 1 berinjela, 1 nabo, 2 tomates sem pele e sem sementes, 2 molhos de cheiro verde e 1 cabeça de alho
Modo de fazer
Pique todos os ingredientes e coloque em uma panela para ferver por aproximadamente 10 minutos para depois abaixar o fogo e deixar ferver até que todos os legumes estejam tenros. Tempere a gosto e se preferir pode bater tudo no liquidificador. A sopa pode ser tomada a qualquer hora ou sempre que se tenha fome.

Sopa de Cebola para Regime

Ingredientes:
4 cebolas, 2 pimentões verdes, 1 repolho pequeno, 4 tomates sem pele e sem sementes, 1 chuchu grande, 1 molho cheiro verde, Sal e pimenta a gosto
Modo de fazer
Pique todos os ingredientes bem miúdo. Coloque-os em uma panela e deixe-os cozinhar em fogo baixo. Quando estiverem al dente acrescente o sal e pimenta a gosto, acrescente mais água e leve ao fogo novamente para cozinhar.

Sopa detox verde

Ingredientes:

½ maço de espinafre, ½ talo de salsão, ½ maço de escarola, ½ maço de salsa, ½ maço de acelga, ½ abóbora japonesa, 1 beterraba, 1 abobrinha, 1 chuchu, 1 dente de alho picado, 2 colheres (chá) de sal, 1 colher (chá) de azeite extravirgem, 1 litro de água e pimenta do reino a gosto

Modo de fazer:

Em uma panela refogue o alho no azeite. Acrescente a água e deixe ferver. Junte os demais ingredientes e misture bem. Deixe cozinhar por cerca de 30 minutos em fogo médio. Quando os legumes estiverem macios, desligue o fogo, adicione o sal e a pimenta do reino. Espere a sopa fica morna e bata tudo no liquidificador. Sirva polvilhando orégano a gosto.

Sopa detox com inhame

Ingredientes:

5 inhames médios, 1 xícara(chá) de espinafre picadinho, 1 cebola média picada, 1 colher (café), de cubinhos de gengibre, 2 colheres (sopa) de linhaça dourada, 2 dentes de alho, 200 ml água, 1 colher (café) de sal, 1 colher (chá) de tomilho e alecrim triturados.

Modo de fazer:

Em uma panela antiaderente refogue a cebola e o alho. Junte a água e cozinhe o inhame já sem a casca com o gengibre. Quando o inhame estiver macio, amasse-o na própria água de cozimento. Acrescente espinafre, acerte o sal e ferva por mais dois minutos ou até as folhas amolecerem. Acrescente a linhaça e sirva.

Sopa detox com abóbora

Ingredientes:

½ abóbora japonesa descascada e picada, 1 cebola picada, 3 dentes de alho, 1 pedaço de gengibre picado, água fervente, Azeite extravirgem, 2 colheres (sopa) de óleo, 1 colher (chá) de sal e pimenta do reino a gosto

Modo de fazer:

Numa panela funda aqueça o óleo e refogue o alho e a cebola. Junte a abóbora e refogue mais um pouco, depois acrescente o gengibre picado. Coloque a água fervente até cobrir todos os ingredientes e deixe cozinhar até a abóbora começar a desmanchar. Retire do fogo, espere amornar. Bata no liquidificador até conseguir uma consistência homogênea. Volte a mistura na mesma panela e leve ao fogo para aquecer por cerca de 3 minutos. Sirva com um fio de azeite.

Considerações finais

Ao longo deste e-book, pudemos conhecer 120 formas ou estratégias que podem ajudar você a emagrecer de maneira saudável. São estratégias simples e fáceis de serem seguidas que você pode incluir tranquilamente no seu dia a dia.

Mas para o sucesso da sua perda de peso é preciso que você tenha em mente dois pontos. Primeiro é que você não deve seguir apenas uma ou duas dessas estratégias que citamos neste e-book, pois apenas isso não ajuda no emagrecimento. O ideal é você associar o máximo de estratégias possíveis, se possível, até todas, pois, dessa forma, a garantia de emagrecimento é mais certa, pois se transformarão em hábitos saudáveis de alimentação.

Outro ponto é que, mesmo que você tenha informações como estas que trouxemos neste e-book, o ideal é você ter ajuda de profissionais adequados. Para uma dieta e estratégias alimentares adequadas, procure um nutricionista, pois este é o profissional habilitado para fazer o acompanhamento nutricional e adequar uma dieta de acordo com as suas necessidades e metas de perda de peso. Para a prática de atividade física, procure um educador físico para alinhar os exercícios físicos de acordo com o que você precisa e de acordo com o que você pode praticar para ter bons resultados. E, por último, esteja sempre fazendo acompanhamento médico, como vimos anteriormente, principalmente se você ainda vai começar o processo de emagrecimento para que você saiba como está a sua saúde e se há alguma condição ou doença que possa impedir o emagrecimento eficaz a fim de que seja eliminada e, assim, você consiga emagrecer.

Seguindo esses passos corretamente, tendo disciplina e acreditando que você chegará ao seu objetivo final, com certeza a perda de peso ocorrerá e sem que seja algo trabalhoso ou difícil de ser alcançado.

Existem vários métodos de emagrecimento disponíveis, principalmente na internet, e que prometem grandes perdas de peso e em um curto espaço de tempo. É isso que atrai mais a atenção das pessoas para seguirem esses métodos sem qualquer orientação profissional.

Alguns desses métodos de emagrecimento que você deve evitar por não serem considerados eficazes e nem saudáveis para a saúde e para a perda de peso são os seguintes:

Dietas da moda

As famosas dietas da moda são dietas geralmente sem base científica que passam uma falsa impressão de garantia de bons resultados.

Existem diversos tipos de dietas da moda. Alguns exemplos são: dieta dos pontos, dieta do ovo, dieta da sopa, dieta da proteína, dieta do tipo sanguíneo, dieta das frutas e inúmeras outras. A cada dia surgem novas dietas, portanto, a lista é bem grande.

Algumas dessas dietas mencionadas, usadas de forma isolada, não produz benefícios desejados no longo prazo, pois emagrecem por um lado e fragilizam o organismo por outro lado, mas usando como método combinado ou complementar, e não isoladamente, podem trazer resultados em reduzir medidas, juntamente com os hábitos de vida já mencionados que emagrecem de forma saudável.

Existem também as dietas que prometem perder uma determinada quantidade de quilos em uma determinada quantidade de dias. Quando você estiver diante desse tipo de dieta, desconfie, principalmente se ela prometer perder muitos quilos em pouco tempo. Cada organismo funciona de forma diferente e a quantidade de peso perdido nem sempre é semelhante para todo mundo. Isso é muito subjetivo e pode depender de diversos fatores como, por exemplo, a genética, o estado fisiológico, a cultura alimentar, entre outros. No geral, o recomendado é perder de 1 a 2 quilos por semana e existem dietas que prometem eliminar muitos quilos em 1 semana.

Portanto, não dê créditos para dietas que pregam essa perda de peso muito rápida.

Essas dietas da moda contêm uma série de falhas e a principal delas é a restrição de um ou mais alimentos ou grupos alimentares que acaba restringindo também a ingestão de determinados nutrientes e de calorias.

Para que uma dieta funcione, ela deve não somente favorecer o emagrecimento, mas também deve ser saudável e oferecer todos os nutrientes para que o organismo funcione adequadamente. Porém, a maioria das dietas da moda não ofertam nutriente adequadamente. Por isso, é comum haver deficiência de alguns nutrientes e essa restrição de nutrientes pode deixar o corpo em deficiência nutricional dando margem para o aparecimento de doenças.

Um dos nutrientes que é muito restringido é o carboidrato. O carboidrato é um dos principais causadores do ganho de peso, porém, não precisa ser excluído totalmente como algumas dietas fazem, basta apenas trocar os carboidratos simples pelos complexos e reduzir a quantidade.

Mesmo em dietas para a perda de peso, o carboidrato também precisa estar presente, pois este nutriente tem como função primária o fornecimento de energia e alguns órgãos como o cérebro necessitam de carboidrato (glicose) para que funcionem. A redução drástica ou até total do consumo de carboidratos pode causar impacto no funcionamento do organismo e sua deficiência pode ser percebida através de alguns sintomas como tonturas, fraqueza e até desmaios.

Outros nutrientes também podem ficar em deficiência como vitaminas, minerais, proteínas e gorduras. Isso vai depender do tipo de dieta que é seguida. Dietas que priorizam vegetais geralmente causam deficiência de nutrientes presentes, em sua maioria, nos alimentos de origem animal como as proteínas, minerais como o ferro e a vitamina B12 (encontrada apenas nos alimentos de origem animal).

Uma solução para essas deficiências seria a suplementação de nutrientes, porém, como a maioria das pessoas que fazem dietas da moda assim fazem por conta própria, acabam não tendo a preocupação e, obviamente, nem o conhecimento e o respaldo para realizarem a suplementação.

As calorias também podem ser muito restritivas nessas dietas e isso também pode ser prejudicial. Dietas voltadas para o emagrecimento precisam sim reduzir o teor calórico da alimentação, porém, as dietas da moda geralmente restringem muito as calorias e isso causa impactos no organismo já que essas calorias são restringidas de uma hora para outra fazendo com que o corpo não se adapte tão rapidamente.

Em dietas adequadas para o emagrecimento essa restrição calórica deve ser feita de forma gradual para que o corpo se adapte à nova realidade e, assim, o emagrecimento ocorra sem causar danos à saúde.

Para que o emagrecimento eficaz ocorra, não há necessidade de excluir nenhum alimentos considerado saudável. É necessário sim excluir os alimentos que não agregam à dieta como, por exemplo, carboidratos refinados, mas não há necessidade de excluir alimentos naturais e saudáveis. A dieta precisa ser elaborada de forma saudável e inteligente excluindo algum alimento saudável se houver necessidade levando em consideração a cultura e o gosto alimentar da paciente, ou seja, se há algum alimento do qual a paciente não gosta, aí sim não deve ser incluído na dieta.

Outro ponto negativo dessas dietas da moda é que elas não trazem benefícios em longo prazo, ou seja, a perda de peso pode até ocorrer, porém, é temporária e isso facilita a volta do peso perdido ou até mesmo um peso bem maior. Isso ocorre porque as dietas da moda não trabalham com o processo de reeducação alimentar como é feito em dietas com acompanhamento nutricional.

Quando a pessoa não passa pelo processo de reeducação alimentar, ela não aprende a se alimentar da forma correta e perde peso apenas por causa da restrição calórica e de determinados alimentos. Quando a dieta da moda termina, os velhos hábitos alimentares voltam trazendo junto o peso perdido. Essa situação é o que se chama de efeito sanfona e geralmente afeta as pessoas que realizam esse tipo de dieta.

Portanto, antes de decidir seguir esse tipo de dieta, é preciso analisar se vale a pena ter resultados temporários e com certeza não é o que as pessoas que desejam emagrecer querem. Todos desejam resultados duradouros até como forma de recompensa pelo esforço dedicado.

Apesar de existirem inúmeras dietas da moda que não são recomendadas, existem pouquíssimas dietas, também consideradas da moda, que são saudáveis e, por isso, podem ser seguidas. Na verdade, são mais estilos alimentares que podem ser adotados por toda a vida do que simples dietas para emagrecer.

Um exemplo é a dieta low carb, muito conhecida e seguida atualmente. É um estilo alimentar pobre em carboidratos, principalmente os simples ou refinados, e que serve não somente para fazer o corpo emagrecer, mas para diabéticos seguirem e para qualquer pessoa que deseja manter uma alimentação mais saudável, pois infelizmente os carboidratos refinados ainda são a base da alimentação diária do brasileiro e estão ligados ao aumento de peso e ao aparecimento de várias condições e doenças.

Outros exemplos dessas dietas consideradas saudáveis são a dieta paleolítica que adere a um estilo de vida mais natural deixando de lado o consumo de produtos industrializados e processados justamente porque os alimentos naturais são fontes de nutrientes dos quais nosso organismo precisa, além da dieta do mediterrâneo que adota uma alimentação mais rica em peixes, vegetais e gorduras boas.

PARA FINALIZAR:

A obesidade pode representar um mundo de perigos para sua saúde: problemas nas articulações, doenças respiratórias e diabetes, além de doenças fatais, como as cardíacas e o câncer de cólon, que poderão manifestar-se quando você tiver mais idade.

Em muitos casos, a obesidade é apenas o resultado de maus hábitos alimentares e falta de exercícios. Como sugestão, 3 vezes por semana, troque 1 hora de TV por atividade física.

Além da televisão exigir inatividade física, sua programação e anúncios incentivam as pessoas a comer . . . e comer . . . e comer mais ainda. Levando muitas pessoas que se esforçam a perder peso, a sofrer recaídas, sofrendo o efeito rebote.

Para exemplificar o efeito rebote no emagrecimento: Podemos comparar, o corpo, é como uma fornalha; o cérebro é o termostato. Quando você come, seu metabolismo queima o alimento para liberar energia. Quando se ingere mais combustível do que o corpo necessita, ele é armazenado como gordura. Num regime de fome, você perde peso — no começo. Mas seu corpo logo aciona a 'função crise' e abaixa o termostato, tornando mais lento o metabolismo. Você passa a ganhar peso outra vez, mesmo numa dieta de fome, e grande parte do que come é armazenado como gordura. Recupera cada quilo perdido e mais alguns. Frustrada, faz outro regime. Mas quanto mais emagrece — mais volta a engordar, esse é o chamado efeito rebote.

Métodos de emagrecimento rápido simplesmente não funcionam. Moderadores de apetite podem inibir o apetite por algum tempo, mas o corpo logo se adapta a eles e o apetite volta. Ou então seu metabolismo fica lento e você engorda do mesmo jeito.

A maneira segura de emagrecer começa com um exame médico completo. O médico poderá checar se você tem problemas de saúde que poderiam tornar inviável um regime simples. Poderá também ajudá-la a fixar um alvo moderado de emagrecimento e a planejar uma estratégia para alcançá-la num prazo razoável.

A maioria dos nutricionistas concorda que não lhe fará mal comer um pouquinho, de vez em quando, dos alimentos que mais gosta. Mas, se você realmente quiser emagrecer, terá de passar a gostar de alimentos mais saudáveis, como frutas, nozes, cereais integrais e hortaliças. Coma alimentos variados para não ficar entediada.

DAQUI PARA FRENTE

Mude a alimentação e o estilo de vida. É necessário fazer mudanças nos seus hábitos alimentares. Apresentamos neste livro, 120 alternativas diferentes, para que você selecione as mais fáceis de colocar em prática, de acordo com seu ritmo de vida, seu estilo pessoal, respeitando seus limites físicos, emocionais, suas particularidades e suas circunstâncias.

A dieta pode estar de acordo com as orientações médicas e nutricionais, mas se for difícil conviver com ela, e se não levar em conta o seu dia-a-dia, e não apenas o seu trato digestivo e seu metabolismo, será um fracasso.

Quando falamos de maneiras de emagrecer existem muitas controvérsias. A verdade é que não existe um jeito certo ou errado de emagrecer, tudo vai depender do que funciona mais para você.

Portanto, escolha e combine os métodos de emagrecimento que forem mais fáceis de colocar em prática, os mais flexíveis e simples, com menor número de regras e começando pelo que gosta ou sente mais prazer. Este será o seu passo inicial. Depois, gradualmente, vá introduzindo nos seus hábitos outros métodos que auxiliam no emagrecimento.

Como sugestão, cada semana ou cada quinzena, inclua na sua rotina um dos 120 hábitos saudáveis para emagrecer. Faça isso a cada semana ou quinzena, consistentemente, começando pelos que você acha mais fácil ou agradável.

Esse tempo é justificado pelo sistema de adaptação interna que o nosso corpo possui, que só vai mudar depois que estiver adaptado a essas novas mudanças, que acontecem em nossos pensamentos, em nossa alimentação, treino ou qualquer tipo de alteração em nossa rotina pessoal.

Se faz necessário levar o emagrecimento nesse ritmo, porque é difícil mudar os hábitos, é difícil mudar a nós mesmos. Mas o corpo aceita pequenos desafios, e pequenas mudanças, passo a passo, até conseguir mudar por completo. E quando olhar para trás, perceberá que já fez um bom progresso, perdendo peso e medidas.

"Nunca desista. Por mais que erre, tropece e tenha recaídas, dê sempre uma nova chance a si mesma".
Desejamos para você, nessa empreitada, MUITO SUCESSO!!!
F I M

9 788859 243162 4